DIABETISCHE ERNÄHRUNG NACH 50 KOCHBUCH 2024

DIABETISCHE ERNÄHRUNG NACH 50 KOCHBUCH 2024

Supereinfache Rezepte mit einem 30-Tage-Speiseplan für ein gesundes Leben über Fünfzig.

Von

ROSEMARIE A. CONWAY

©2024

Haftungsausschluss

Die in diesem Reiseführer enthaltenen Informationen dienen ausschließlich Informationszwecken. Obwohl alle Anstrengungen unternommen wurden, um die Richtigkeit und Vollständigkeit der Informationen zum Zeitpunkt des Schreibens sicherzustellen, übernimmt der Autor keine Garantie für deren Richtigkeit oder Vollständigkeit und übernimmt keine Haftung für etwaige Fehler, Auslassungen oder aktuelle Änderungen.

Preise, Fahrpläne und andere Informationen können sich ändern. Es wird empfohlen, alle Einzelheiten bei den zuständigen Behörden oder Einrichtungen abzuklären, bevor Sie Reisevorbereitungen treffen.

Durch die Nutzung dieses Reiseführers erkennen Sie die Einschränkungen der bereitgestellten Informationen an und stimmen diesen zu und übernehmen alle Risiken, die mit Ihrer Reiseplanung und Ihren Erfahrungen verbunden sind.

Inhaltsverzeichnis

EINFÜHRUNG

Einführung in die Diabetesbehandlung durch Ernährung.

Der 50. Geburtstag sollte ein Fest sein – eine Zeit, um ein neues Kapitel voller Reisen, Hobbys und Zeit mit den Liebsten aufzuschlagen. Aber für mich, Rosella, war es ein Jahr, das von einer neuen Herausforderung geprägt war – Diabetes. Plötzlich verwandelte sich die Welt des Essens, die schon immer eine Quelle der Freude und Verbundenheit gewesen war, in eine verwirrende Landschaft voller Einschränkungen und Ängste. Das Navigieren durch Lebensmittelregale voller unbekannter Etiketten und das Entschlüsseln widersprüchlicher Ernährungsratschläge löste in mir ein Gefühl der Überforderung aus. Wo waren die Kochbücher, die meine Generation ansprachen und köstliche Mahlzeiten anboten, die meinen Blutzuckerspiegel nicht auf eine Achterbahnfahrt schickten? Diejenigen, die lebendige Aromen zelebrierten, ohne meine Gesundheit zu opfern?

Hier kommt dieses Kochbuch ins Spiel. Entstanden aus meinem eigenen Wunsch, wieder Freude am Essen zu finden, ist es ein Höhepunkt meiner Erfahrung, Forschung und Zusammenarbeit mit Experten. Es ist mehr als nur eine Rezeptsammlung; Es ist ein Begleiter auf Ihrem Weg zu einem gesunden Leben mit Diabetes nach 50. Wir erklären die Komplexität des Diabetes-Managements in leicht verständliche Begriffe und befähigen Sie, fundierte Entscheidungen über die Lebensmittel, die Sie essen, zu treffen.

Vergessen Sie langweilige, restriktive Mahlzeiten! Wir konzentrieren uns darauf, köstliche Gerichte zu kreieren, die Ihren Körper und Ihre Seele nähren. Jedes Rezept wird unter Berücksichtigung spezifischer Bedürfnisse zusammengestellt und enthält ballaststoffreiche, nährstoffreiche Zutaten, damit Sie sich den ganzen Tag über zufrieden und voller Energie fühlen. Egal, ob Sie ein proteinreiches Frühstück für den Start in den Morgen oder kräftige Salate voller Geschmack zum Mittagessen suchen, bei uns sind Sie richtig. Herzhafte Abendessen mit magerem Eiweiß und komplexen Kohlenhydraten sorgen für ein Sättigungsgefühl und beugen den gefürchteten Blutzuckerspitzen vor. Und weil das Leben zum Genießen da ist, haben wir auch die süßen Leckereien nicht vergessen! Wir zeigen Ihnen, wie Sie Ihre Naschkatzen mit diabetikerfreundlichen Desserts und gesunden Snacks verwöhnen können, die Ihren Gesundheitszielen nicht im Weg stehen.

Dabei geht es jedoch nicht nur um Essen. Wir befassen uns mit den besonderen Herausforderungen, mit denen Menschen mit Diabetes über 50 konfrontiert sind, und gehen auf Bedenken hinsichtlich der Knochengesundheit, des Gewichtsmanagements und der Bedeutung einer ausreichenden Flüssigkeitszufuhr ein. Wir geben Tipps, wie Sie soziale Situationen meistern und Mahlzeiten mit Familie und Freunden genießen können, ohne Ihre Gesundheit zu beeinträchtigen. Und weil Wissen Macht bedeutet, statten wir Sie mit wichtigen Hilfsmitteln wie Kohlenhydratzählung und Strategien zur Portionskontrolle sowie einem Glossar mit Schlüsselbegriffen aus, damit Sie sich in der Küche sicher fühlen.

Begleiten Sie mich also auf dieser Reise, um die Freude am Essen wiederzuentdecken und ein lebendiges, gesundes Leben nach 50 zu feiern, auch mit Diabetes. Mit ein wenig Verständnis, köstlichen Rezepten und den richtigen Werkzeugen können Sie die Kontrolle über Ihre Gesundheit übernehmen und nebenbei jeden geschmackvollen Bissen genießen.

Merkmale und Vorteile dieses Kochbuchs.

Willkommen bei Ihrem Leitfaden für ein köstliches und gesundes Leben mit Diabetes nach 50! Dieses Kochbuch ist mehr als nur eine Rezeptsammlung; Es handelt sich um eine umfassende Ressource, die Ihnen dabei helfen soll, Ihren Diabetes in den Griff zu bekommen und ein erfülltes Leben zu führen. Hier erfahren Sie, was dieses Buch auszeichnet und welche Vorteile es Ihnen bringt:

Fokus auf altersspezifische Bedürfnisse: Wir wissen, dass die Behandlung von Diabetes nach 50 mit besonderen Herausforderungen verbunden ist. Dieses Buch befasst sich mit diesen Anliegen, einschließlich der Aufrechterhaltung der Knochengesundheit, der Gewichtskontrolle und der Bewältigung sozialer Situationen bei Diabetes.

Köstliche, diabetikerfreundliche Rezepte: Vergessen Sie langweilige, restriktive Mahlzeiten! Wir bieten eine Vielzahl geschmackvoller, nährstoffreicher Rezepte an, die darauf ausgelegt sind, Ihren Blutzuckerspiegel unter Kontrolle zu halten. Vom proteinreichen Frühstück bis zum herzhaften Abendessen finden Sie Optionen für jede Mahlzeit. Leicht verständliche Informationen: Wir fassen komplexe Themen im Zusammenhang mit der Diabetesbehandlung in klarer, prägnanter Sprache zusammen. Sie erhalten ein solides Verständnis für das Zählen von Kohlenhydraten, die Portionskontrolle und die Bedeutung bestimmter Nährstoffe für Ihre Gesundheit.

Schnelle und einfache Rezepte: Lassen Sie nicht zu, dass Zeitbeschränkungen Ihre Ziele für eine gesunde Ernährung sabotieren. Dieses Buch enthält eine Auswahl an Rezepten, die schnell und einfach zuzubereiten sind und sich perfekt für einen vollen Terminkalender eignen.

Schwerpunkt auf Flüssigkeitszufuhr: Eine ausreichende Flüssigkeitszufuhr ist für jeden von entscheidender Bedeutung, insbesondere aber für Menschen mit Diabetes. Wir bieten Tipps für den Flüssigkeitshaushalt und leckere Rezepte für Infused Water und zuckerarme Getränke.

Stärkende Tools: Wir stellen wichtige Tools zur effektiven Behandlung Ihres Diabetes zur Verfügung. In unserem speziellen Glossar erfahren Sie mehr über das Zählen von Kohlenhydraten und Strategien zur Portionskontrolle und verstehen die wichtigsten Begriffe, die im gesamten Buch verwendet werden. Geselliges Essen leicht gemacht: Genießen Sie Mahlzeiten mit Freunden und Familie, ohne Ihre Gesundheit zu gefährden! Wir geben Tipps und Strategien zur Bewältigung sozialer Situationen bei der Behandlung von Diabetes.

Wertvolle Ressourcen: Wir haben eine Liste hilfreicher Ressourcen zusammengestellt, darunter Websites, Diabetesverbände und Selbsthilfegruppen, um Ihnen fortlaufend Anleitung und Unterstützung zu bieten.

Dieses Kochbuch soll Ihr vertrauenswürdiger Begleiter auf Ihrem Weg zu einem gesunden Leben mit Diabetes sein. Mit dem Fokus auf köstliche, ausgewogene Mahlzeiten, klare Informationen und unterstützende Tools sind Sie in der Lage, die Kontrolle über Ihre Gesundheit zu übernehmen und ein erfülltes Leben nach 50 zu genießen.

Umrechnungstabelle für Kochmessungen:

Diese Tabelle zeigt die entsprechenden Maße für gängige Kochzutaten in flüssiger und trockener Form						
Einheiten	Flüssig (Oz)	Flüssig (ml)	Trocken (Oz)	Trocken (Tassen)	Teelöffel	Esslöffel
1 Tasse	8	240	-	1	48	16
½ Tasse	4	120	-	½	24	8
⅓ Tasse	⅔	200	-	⅓	16	5 ⅓

¼ Kapseln	½	120	-	¼	12	4
⅓ Tassen	½	80	-	⅓	8	2 ⅔
⅛ Tassen	2 EL	60	-	⅛	6	2
Prise	-	<⅛ TL	⅛ TL	-	⅛ TL	⅛ TL
Bindestrich	-	⅛ - ¼ TL	⅛ - ¼ TL	-	⅛ - ¼ TL	⅛ - ¼ TL
Teelöffel	-	5	-	-	1	-
Esslöffel	1 ½	15	½ EL	⅛	3	1
Stück Butter	8	226	4 Unzen	½	-	-

Teil 1: Diabetes und Ernährung verstehen.

Kapitel 1: Diabetes-Grundlagen für über 50-Jährige

Was ist Diabetes?

Rosella, während du anmutig durch deine Fünfzig gehst, durchläuft dein Körper eine Symphonie von Veränderungen. Eine dieser Veränderungen, denen Sie möglicherweise begegnen, ist Diabetes, eine Erkrankung, die den harmonischen Tanz zwischen Ihrer Nahrung, Ihrem Blutzucker (Glukose) und einem Schlüsselhormon namens Insulin stören kann. Stellen Sie sich Ihren Körper als ein prächtiges Anwesen vor und Glukose als den Treibstoff, der das Licht an und die Motoren am Laufen hält. Insulin fungiert als Torwächter und stellt sicher, dass dieser Brennstoff die Zellen erreicht, die ihn zur Energiegewinnung benötigen. Bei Diabetes gerät dieses fein abgestimmte System ins Wanken.

Es gibt zwei Haupttypen von Diabetes, denen wir am häufigsten begegnen: Typ 1 und Typ 2. Typ-1-Diabetes ist zwar seltener, aber eine Autoimmunerkrankung, bei der das körpereigene Immunsystem fälschlicherweise die insulinproduzierenden Zellen in der Bauchspeicheldrüse angreift und Sie verlässt mit geringer bis keiner Insulinproduktion. Dies ähnelt einem schelmischen Gremlin, der die Fähigkeit des Pförtners sabotiert, die Treibstoffvorräte in Ihrem Anwesen aufzuschließen.

Typ-2-Diabetes, von dem vor allem mit zunehmendem Alter ein größerer Teil der Bevölkerung betroffen ist, funktioniert anders. Dabei produziert die Bauchspeicheldrüse zwar noch Insulin, die Körperzellen werden jedoch resistent gegen die Wirkung. Stellen Sie sich das so vor, als ob der Pförtner müde wird und das Schloss an der Zellentür nicht mehr richtig funktioniert, wodurch es für den Brennstoff schwierig wird, in die Zellen einzudringen und sie mit Energie zu versorgen. Im Laufe der Zeit könnte sogar die Bauchspeicheldrüse Schwierigkeiten haben, mit dem erhöhten Insulinbedarf Schritt zu halten, was das Problem noch verschlimmert.

Die Folgen eines unkontrollierten Diabetes sind erheblich. Wenn Glukose nicht effektiv in die Zellen gelangen kann, reichert sie sich im Blutkreislauf an und führt zu Hyperglykämie (hoher Blutzucker). Ein chronisch hoher Blutzuckerspiegel kann verheerende Auswirkungen auf Ihren Körper haben und mit der Zeit Blutgefäße und Nerven schädigen. Dies kann Ihr Risiko für Herzerkrankungen, Schlaganfälle, Nervenprobleme, Sehstörungen und Nierenerkrankungen erhöhen. Es ist so, als würde

Kraftstoff in Ihr Anwesen überlaufen, die elektrischen Leitungen beschädigen und die strukturelle Integrität des Gebäudes gefährden.

Die gute Nachricht ist, dass Diabetes eine beherrschbare Erkrankung ist. So wie ein erfahrener Ingenieur die defekten Tore und Schlösser in Ihrem Anwesen reparieren kann, können wir Strategien zur Lösung der zugrunde liegenden Probleme bei Diabetes umsetzen. Diese Strategien beinhalten oft einen mehrgleisigen Ansatz, einschließlich:

Ernährungsumstellungen: Die Konzentration auf eine ausgewogene Ernährung, die Vollkornprodukte, mageres Eiweiß, gesunde Fette sowie Obst und Gemüse mit niedrigem glykämischen Index priorisiert, trägt zur Regulierung des Blutzuckerspiegels bei. Betrachten Sie es als eine Optimierung der Brennstoffzufuhr zu Ihrem Anwesen und stellen Sie sicher, dass diese sauber und effizient verbrennt.
Gewichtskontrolle: Die Aufrechterhaltung eines gesunden Gewichts kann die Insulinsensitivität erheblich verbessern, sodass Ihre Zellen die verfügbare Glukose leichter nutzen können. Dies ist so, als würden Sie Ihren Energieverbrauch innerhalb des Anwesens rationalisieren und so die Belastung des Systems verringern.
Bewegung: Regelmäßige körperliche Aktivität fördert die Insulinsensitivität und das allgemeine Wohlbefinden. Übung ist vergleichbar mit der Installation zusätzlicher energieeffizienter Geräte in Ihrem Anwesen, wodurch die Abhängigkeit von der zentralen Brennstoffquelle verringert wird.
Medikamente: Abhängig von der Art und Schwere Ihres Diabetes können Medikamente wie orale Medikamente oder injizierbares Insulin erforderlich sein, um die natürliche Insulinproduktion Ihres Körpers zu ergänzen oder seine Wirksamkeit zu verbessern. Diese Medikamente dienen als vorübergehende oder dauerhafte Lösung für den defekten Pförtner oder die Schleuse und stellen sicher, dass der Kraftstoff seinen Bestimmungsort erreicht.

Denken Sie daran, Rosella, Sie sind auf dieser Reise nicht allein. Mit dem richtigen Wissen, dem richtigen Unterstützungssystem und dem Engagement für eine gesunde Lebensweise können Sie Ihren Diabetes effektiv in den Griff bekommen und auch nach 50 weiterhin ein lebendiges, erfülltes Leben führen. Dieses Buch dient Ihnen als Leitfaden und stellt Ihnen die notwendigen Werkzeuge und Ressourcen zur Verfügung Navigieren Sie mit Zuversicht durch dieses neue Kapitel.

Wie wirkt es sich auf Sie aus?

Wie wir besprochen haben, Rosella, stört Diabetes das empfindliche Gleichgewicht zwischen Ihrer Nahrung, Ihrem Blutzucker (Glukose) und Insulin. Dieses scheinbar einfache Ungleichgewicht kann weitreichende Folgen haben und sich auf verschiedene

Systeme im gesamten Körper auswirken. Lassen Sie uns tiefer eintauchen und herausfinden, wie unkontrollierter Diabetes Ihre Gesundheit beeinträchtigen kann:

1. Blutzuckeranstieg: Normalerweise reguliert Ihr Körper den Blutzuckerspiegel streng. Nach einer Mahlzeit steigt die Glukose an, was die Bauchspeicheldrüse dazu veranlasst, Insulin auszuschütten, das Ihre Zellen entriegelt und es der Glukose ermöglicht, einzudringen und zur Energiegewinnung genutzt zu werden. Bei Diabetes läuft dieser Prozess schief. Bei unzureichendem oder unwirksamem Insulin kommt es zu einer Anreicherung von Glukose im Blutkreislauf (Hyperglykämie). Dies kann zu Müdigkeit, häufigem Wasserlassen und erhöhtem Durst führen. Ein chronisch hoher Blutzuckerspiegel kommt einer ständigen elektrischen Überlastung in Ihrem Körper gleich und belastet das gesamte System.

2. Herz-Kreislauf-Komplikationen: Überschüssiger Zucker im Blutkreislauf schädigt die empfindliche Auskleidung Ihrer Blutgefäße und beschleunigt die Entwicklung von Arteriosklerose (Plaque-Ablagerungen). Dies kann Ihre Arterien verengen und das Risiko für Herzinfarkt, Schlaganfall und periphere arterielle Verschlusskrankheit (Durchblutungsprobleme in den Beinen und Füßen) erhöhen. Stellen Sie sich vor, dass die Kraftstoffleitungen in Ihrem Anwesen verstopfen und den Energiefluss auf kritische Bereiche beschränken.

3. Nervenschäden (Neuropathie): Hoher Blutzucker kann die Nerven im gesamten Körper schädigen und zu Schmerzen, Taubheitsgefühl, Kribbeln und Schwäche führen, insbesondere in den Beinen und Füßen. Dies kann sich in einem dumpfen Schmerz oder einem brennenden Gefühl äußern, als ob eine fehlerhafte Verkabelung falsche Signale im gesamten Anwesen sendet und zu Fehlfunktionen in verschiedenen Geräten führt. So sieht es aus, wenn das passiert.

4. Sehprobleme: Diabetes ist eine der Hauptursachen für Blindheit bei Erwachsenen. Hoher Blutzucker kann die Blutgefäße in der Netzhaut, der lichtempfindlichen Schicht im hinteren Teil Ihres Auges, schädigen. Dies kann zu einer diabetischen Retinopathie führen, die schließlich zu einem Sehverlust führen kann.

5. Nierenerkrankung: Ihre Nieren fungieren als Filtersystem des Körpers und entfernen Abfallprodukte aus Ihrem Blut. Hoher Blutzucker kann die empfindlichen Filter Ihrer Nieren schädigen und zu diabetischer Nephropathie führen. Mit der Zeit kann dies zu Nierenversagen führen, das eine Dialyse oder eine Nierentransplantation erforderlich macht. Gehen Sie einfach davon aus, dass das Abwassersystem in Ihrem Anwesen überlastet ist und die strukturelle Integrität des Fundaments gefährdet ist. Was danach passiert, ist vergleichbar mit dem, was auch mit der Niere passiert.

6. Haut- und Fußprobleme: Diabetes kann die Durchblutung beeinträchtigen und das Immunsystem schwächen, wodurch Sie anfälliger für Hautinfektionen und Fußgeschwüre werden. Diese Geschwüre können langsam heilen und sich möglicherweise sogar entzünden, was möglicherweise zu schwerwiegenden Komplikationen wie einer Amputation führen kann. Stellen Sie sich vor, dass das Sicherheitssystem in Ihrem Anwesen gefährdet wird und unerwünschte Elemente eindringen und Schaden anrichten können. Ich glaube, du verstehst es besser.

7. Sexuelle Funktionsstörung: Diabetes kann die Nervenfunktion und den Blutfluss beeinträchtigen und sowohl bei Männern als auch bei Frauen zu sexuellen Funktionsstörungen führen. Bei Männern kann es zu einer erektilen Dysfunktion kommen, während bei Frauen eine verminderte Libido oder Scheidentrockenheit auftreten kann. Bedenken Sie auch, dass die Kommunikationssysteme in Ihrem Anwesen gestört werden und der reibungslose Betrieb bestimmter Funktionen beeinträchtigt wird.

Die Macht der Früherkennung und des Managements:

Die gute Nachricht ist, dass diese Komplikationen durch eine frühzeitige Erkennung und wirksame Behandlung Ihres Diabetes weitgehend vermeidbar sind. Durch einen gesunden Lebensstil, einschließlich einer ausgewogenen Ernährung, regelmäßiger Bewegung und Gewichtskontrolle, können Sie das Risiko dieser Komplikationen deutlich reduzieren. Die regelmäßige Überwachung Ihres Blutzuckerspiegels und die Einhaltung der Empfehlungen Ihres Arztes sind für die Aufrechterhaltung einer optimalen Gesundheit von entscheidender Bedeutung. Denken Sie daran, dass ein frühzeitiges Eingreifen der Schlüssel dazu ist, zu verhindern, dass die Schatten, die Diabetes auf Ihr Wohlbefinden wirft, beeinträchtigt werden.

Dieses Buch vermittelt Ihnen das Wissen und die Werkzeuge, die Sie benötigen, um Ihren Diabetes effektiv zu behandeln und die Kontrolle über Ihre Gesundheit zurückzugewinnen. Durch die Zusammenarbeit mit Ihrem Gesundheitsteam können Sie sicherstellen, dass Ihre goldenen Jahre lebendig und voller Leben bleiben.

Altersbedingte Überlegungen zur Behandlung von Diabetes

Während wir elegant in unsere goldenen Jahre übergehen, erfordert die Art und Weise, wie wir mit Diabetes umgehen, einen differenzierten Ansatz, der die einzigartigen physiologischen Veränderungen berücksichtigt, die mit dem Alter einhergehen.

Während die Grundprinzipien einer gesunden Ernährung, Bewegung und Einhaltung von Medikamenten nach wie vor von größter Bedeutung sind, ermöglicht uns die Berücksichtigung altersbedingter Überlegungen, diesen Weg mit größerem Erfolg zu meistern. Ein entscheidender Aspekt ist das Verständnis des empfindlichen Zusammenspiels zwischen Muskelmasse und Insulinsensitivität. Mit zunehmendem Alter kann es zu einem natürlichen Rückgang der Muskelmasse, der sogenannten Sarkopenie, kommen. Dieses magere Gewebe spielt eine entscheidende Rolle bei der Glukoseaufnahme und seine Reduzierung kann zu einer Insulinresistenz führen, wodurch es für unseren Körper schwieriger wird, den Blutzucker effektiv zu nutzen. Besonders wichtig ist hier die Kombination von Krafttraining und einer ausgewogenen, proteinreichen Ernährung. Protein dient als Baustein für Muskeln, und Krafttraining stimuliert das Muskelwachstum und fördert so eine bessere Blutzuckerkontrolle.

Darüber hinaus werden Überlegungen zur Knochengesundheit bei der Behandlung von Diabetes immer wichtiger. Das Vorliegen von Diabetes kann den Knochenschwund, eine als Osteoporose bekannte Erkrankung, verschlimmern und das Risiko von Knochenbrüchen erhöhen. Glücklicherweise können Belastungsübungen wie Gehen, Tanzen oder leichtes Joggen dazu beitragen, die Knochenmineraldichte aufrechtzuerhalten. Darüber hinaus ist die Sicherstellung einer ausreichenden Zufuhr von Kalzium und Vitamin D über die Nahrung oder Nahrungsergänzungsmittel von entscheidender Bedeutung für eine optimale Knochengesundheit.

Ein weiterer zu berücksichtigender Aspekt ist das Potenzial für Veränderungen der Nierenfunktion mit zunehmendem Alter. Die Nieren spielen eine wichtige Rolle beim Herausfiltern von Abfallprodukten, einschließlich überschüssiger Glukose. Wenn die Nierenfunktion nachlässt, kann die Fähigkeit des Körpers, überschüssige Glukose auszuscheiden, beeinträchtigt werden. Dies erfordert eine genauere Überwachung des Blutzuckerspiegels und möglicherweise eine Anpassung der Medikationspläne, um eine optimale Blutzuckerkontrolle zu gewährleisten und gleichzeitig die Belastung der Nieren zu minimieren.

Zur Behandlung von Diabetes nach 50 gehört auch das Erkennen des Potenzials für Polypharmazie, also den Einsatz mehrerer Medikamente. Dies kann besonders für ältere Erwachsene relevant sein, die neben Diabetes möglicherweise auch mit anderen altersbedingten Erkrankungen zu kämpfen haben. Es ist wichtig, eng mit Ihrem Gesundheitsteam zusammenzuarbeiten, um sicherzustellen, dass Medikamente keine unerwünschten Wechselwirkungen haben, und um potenzielle Nebenwirkungen zu identifizieren, die möglicherweise Anpassungen der Dosierung oder Medikamentenauswahl erfordern.

Ebenso wichtig ist es, die emotionalen und psychologischen Aspekte der Behandlung einer chronischen Erkrankung wie Diabetes zu berücksichtigen. Der sozialen Isolation oder Angst, die manchmal mit Diabetes einhergehen kann, kann durch Selbsthilfegruppen oder Therapiesitzungen wirksam entgegengewirkt werden. Denken Sie daran, dass Sie auf dieser Reise nicht allein sind. Durch einen ganzheitlichen Ansatz, der die einzigartigen Herausforderungen und Chancen des Alterns berücksichtigt, können wir das Diabetes-Management erfolgreich meistern und in unseren goldenen Jahren ein lebendiges, erfülltes Leben führen.

Kapitel 2: Aufbau einer gesunden Diabetikerplatte.

Ich möchte, dass Sie wissen, dass Ihr Teller wie eine Leinwand ist und das Essen, das Sie auswählen, wie Ihre lebendigen Farben. Beim Aufbau einer gesunden Ernährung für Diabetiker geht es darum, ein ausgewogenes Meisterwerk zu schaffen, das Ihren Körper nährt und Ihren Blutzuckerspiegel unter Kontrolle hält. Dieser Ansatz ist einfach zu erlernen und ermöglicht es Ihnen, köstliche, diabetesfreundliche Mahlzeiten zuzubereiten, die Ihren Gaumen befriedigen und Ihre Gesundheitsziele unterstützen.

In diesem Abschnitt sprechen wir über die Schlüsselkomponenten eines gesunden Diabetikertellers und bieten praktische Tipps und Einblicke, die Ihnen dabei helfen, den ganzen Tag über ausgewogene Mahlzeiten zuzubereiten. Wir werden untersuchen, wie wichtig es ist, die richtigen Kohlenhydrate auszuwählen, mageres Eiweiß und gesunde Fette zu integrieren und Ihren Platz in der Welt der Ballaststoffe zu finden.

Machen Sie sich bereit, eine Welt voller köstlicher Möglichkeiten zu erschließen und Ihre Mahlzeiten in Kunstwerke zu verwandeln, die sowohl Geschmack als auch Gesundheit zelebrieren.

Bestandteile gesunder Diabetikerplatten:

Nicht stärkehaltiges Gemüse: Diese bilden die Basis Ihres Tellers und sind kohlenhydratarm. Beispiele hierfür sind Brokkoli, Spinat, Spargel, Karotten, Blattgemüse, Pilze und Paprika.

Mageres Eiweiß: Mageres Protein trägt dazu bei, dass Sie sich satt und zufrieden fühlen, und ist wichtig für den Erhalt der Muskelmasse. Beispiele hierfür sind Hühnchen, Fisch, Truthahn, Bohnen, Linsen, Tofu und fettarmer Joghurt.

Komplexe Kohlenhydrate: Wählen Sie Vollkornprodukte und stärkehaltiges Gemüse in begrenzten Portionen. Beispiele hierfür sind brauner Reis, Quinoa, Vollkornbrot, Süßkartoffeln und Mais.

Gesunde Fette: Nehmen Sie gesunde Fette in Maßen zu sich, um ein Sättigungsgefühl und eine bessere Nährstoffaufnahme zu gewährleisten. Beispiele hierfür sind Avocado, Nüsse, Samen und Olivenöl.

Früchte mit niedrigem glykämischen Index: Wählen Sie zuckerarme Früchte, um Blutzuckerspitzen zu minimieren. Beispiele hierfür sind Beeren, Äpfel, Birnen und Grapefruit.

Praktische Tipps und Einblicke zur Zubereitung ausgewogener Mahlzeiten:
Hier einige praktische Tipps und Erkenntnisse, die Ihnen bei der Zubereitung ausgewogener Diabetikermahlzeiten helfen:

Teil Kontrolle:
Visuelle Hinweise: Nutzen Sie Ihren Teller als Orientierungshilfe. Füllen Sie die Hälfte Ihres Tellers mit nicht stärkehaltigem Gemüse, ein Viertel mit magerem Eiweiß und ein Viertel mit komplexen Kohlenhydraten. Dieser visuelle Hinweis hilft dabei, die richtige Portionsgröße sicherzustellen.

Messen und wiegen: Erwägen Sie für eine gewisse Zeit die Verwendung von Messbechern und einer Küchenwaage, um Ihr Auge für die richtige Portionsgröße zu schulen.

Fangen Sie klein an: Reduzieren Sie Ihre Portionen nicht über Nacht drastisch. Reduzieren Sie sie im Laufe der Zeit schrittweise, um ein Gefühl der Benachteiligung zu vermeiden.

Lesen Sie die Lebensmitteletiketten: Achten Sie auf die auf den Lebensmitteletiketten angegebenen Portionsgrößen, um einen unbeabsichtigten übermäßigen Verzehr zu vermeiden.

Auswahl der Kohlenhydrate:
Konzentrieren Sie sich auf Ballaststoffe: Entscheiden Sie sich für komplexe Kohlenhydrate wie Vollkornprodukte und stärkehaltiges Gemüse mit hohem Ballaststoffgehalt. Ballaststoffe verlangsamen die Aufnahme von Zucker in Ihren Blutkreislauf und helfen so, den Blutzuckerspiegel zu regulieren.

Glykämischer Index: Achten Sie auf den glykämischen Index (GI) von Kohlenhydraten. Lebensmittel mit niedrigem GI erhöhen den Blutzuckerspiegel langsamer als Lebensmittel mit hohem GI. Dieses Buch bietet Informationen zum GI und zur Auswahl von Optionen mit niedrigem GI.

Kohlenhydrate zählen (optional): Erwägen Sie, mit Ihrem Arzt oder einem registrierten Ernährungsberater über das Kohlenhydratzählen zu sprechen. Dieser Ansatz kann für manche Menschen mit Diabetes hilfreich sein, um ihren Blutzuckerspiegel genauer zu kontrollieren.

Mageres Protein und gesunde Fette:
Protein-Power: Fügen Sie zu jeder Mahlzeit mageres Protein hinzu, um das Sättigungsgefühl zu fördern und die Blutzuckerkontrolle zu kontrollieren. Protein verlangsamt die Verdauung und hat keinen direkten Einfluss auf den Blutzuckerspiegel.

Gesunde Fettauswahl: Integrieren Sie gesunde Fette, wie sie in Avocados, Nüssen, Samen und Olivenöl enthalten sind. Diese Fette tragen zum Sättigungsgefühl, zur Nährstoffaufnahme und zur allgemeinen Gesundheit bei.

Mäßigung ist der Schlüssel: Gesunde Fette sind zwar vorteilhaft, aber achten Sie auf die Portionsgrößen. Fette haben mehr Kalorien als Kohlenhydrate oder Eiweiß.

Früchte und süße Leckereien:
Früchte mit niedrigem glykämischen Index: Wählen Sie Früchte mit niedrigem glykämischen Index wie Beeren, Äpfel, Birnen und Grapefruit, um Blutzuckerspitzen zu minimieren.

Portionskontrolle: Selbst bei Früchten mit niedrigem glykämischen Index ist Mäßigung der Schlüssel. Begrenzen Sie die Portionsgrößen und kombinieren Sie Obst mit einem gesunden Fett oder Protein für zusätzliche Sättigung.

Alternativen für den Heißhunger auf Süßes: Entdecken Sie die in diesem Buch enthaltenen zuckerfreien Ersatzstoffe oder diabetikerfreundlichen Desserts, um Ihren Appetit auf Süßes zu stillen, ohne Ihre Gesundheitsziele zu gefährden.

Zusätzliche Tipps:
Planen Sie Ihre Mahlzeiten: Nehmen Sie sich jede Woche etwas Zeit, um Ihre Mahlzeiten und Snacks zu planen. Dies wird Ihnen helfen, gesunde Entscheidungen zu treffen und ungesunde Last-Minute-Optionen zu vermeiden.

Bereiten Sie sich im Voraus vor: Erwägen Sie, einige Zutaten oder Mahlzeiten im Voraus vorzubereiten, um Zeit zu sparen und ungesunde Versuchungen zu vermeiden, wenn Sie wenig Zeit haben.

Bleiben Sie hydriert: Den ganzen Tag über viel Wasser zu trinken ist für jeden von entscheidender Bedeutung, insbesondere aber für Diabetiker. Wasser reguliert den Blutzuckerspiegel und sorgt für ein Sättigungsgefühl.

Lesen Sie die Lebensmitteletiketten sorgfältig durch: Achten Sie bei der Auswahl verpackter Lebensmittel auf zugesetzten Zucker, Natrium und gesättigte Fette.

Peppen Sie Ihre Mahlzeiten auf: Entdecken Sie verschiedene Kräuter und Gewürze, um Ihren Mahlzeiten Geschmack zu verleihen, ohne zusätzlichen Zucker oder Natrium hinzuzufügen.

Mach es spaßig! Gesunde Mahlzeiten zuzubereiten kann Spaß machen. Experimentieren Sie mit neuen Geschmacksrichtungen und Rezepten, um die Dinge interessant zu halten.

Notiz: Dies sind nur einige allgemeine Tipps, die Ihnen den Einstieg erleichtern sollen. Dieses Buch befasst sich eingehender mit jedem dieser Bereiche und bietet Ihnen spezifische Empfehlungen und köstliche Rezepte für die Zubereitung ausgewogener Mahlzeiten, die Sie lieben werden.

Wichtigkeit der Wahl der richtigen Kohlenhydrate für Menschen nach 50.

Während wir unsere Fünfziger elegant meistern und mit Diabetes klarkommen, gewinnen die Kohlenhydrate, die wir wählen, eine noch größere Bedeutung. Deshalb ist die Auswahl der richtigen Kohlenhydrate nach 50 besonders wichtig:

1. Blutzuckerkontrolle: Mit zunehmendem Alter wird unser Körper bei der Verarbeitung von Kohlenhydraten weniger effizient, was zu möglichen Blutzuckerspitzen führen kann. Die Wahl von Kohlenhydraten mit niedrigem glykämischen Index (GI) trägt dazu bei, dies zu bewältigen, indem sie einen langsameren Anstieg des Blutzuckerspiegels bewirken und so eine insgesamt bessere glykämische Kontrolle fördern.

2. Bekämpfung der Insulinresistenz: Das Alter kann zur Insulinresistenz beitragen, einem Zustand, bei dem Ihre Zellen weniger auf Insulin reagieren. Kohlenhydrate mit niedrigem GI können zusammen mit einer ausgewogenen Ernährung und Bewegung dazu beitragen, die Insulinsensitivität zu verbessern, was zu einer besseren Blutzuckerkontrolle führt.

3. Erhaltung der Muskelmasse: Die Muskelmasse nimmt mit zunehmendem Alter auf natürliche Weise ab, ein Zustand, der als Sarkopenie bekannt ist. Dies kann die Insulinresistenz weiter verschlimmern. Protein ist für den Muskelerhalt unerlässlich und viele Kohlenhydrate mit niedrigem GI, wie Vollkornprodukte und Hülsenfrüchte, sind ebenfalls gute Proteinquellen.

4. Gewichtskontrolle: Die Aufrechterhaltung eines gesunden Gewichts ist für die Behandlung von Diabetes von entscheidender Bedeutung. Kohlenhydrate mit niedrigem GI sind im Allgemeinen sättigender und können helfen, den Appetit zu regulieren, was möglicherweise bei der Gewichtskontrolle hilfreich sein kann.

5. Darmgesundheit: Ballaststoffe spielen eine wichtige Rolle für die Darmgesundheit und viele Kohlenhydrate mit niedrigem GI sind reich an Ballaststoffen. Ein gesundes Darmmikrobiom kann zu einer verbesserten Insulinsensitivität und dem allgemeinen Wohlbefinden beitragen.

Indem Sie fundierte Entscheidungen über Kohlenhydrate treffen, können Sie Ihren Diabetes nach 50 effektiv in den Griff bekommen, eine bessere Blutzuckerkontrolle fördern, ein gesundes Gewicht halten und Ihr allgemeines Wohlbefinden unterstützen. Dieses Buch vermittelt Ihnen das Wissen und die Rezepte, um diese klugen

Entscheidungen zu treffen und köstliche, nahrhafte Mahlzeiten zu genießen, die Ihren Gaumen befriedigen und Ihre Gesundheitsziele unterstützen.

Kohlenhydrate und Blutzuckerkontrolle.

Der Umgang mit Diabetes nach 50 kann sich wie ein Balanceakt anfühlen, insbesondere wenn es um Kohlenhydrate geht. Während einige Kohlenhydrate unvermeidbar sind, gibt es wirksame Strategien, mit denen Sie ihre Auswirkungen auf Ihren Blutzuckerspiegel minimieren und sie in Maßen genießen können. Hier finden Sie eine Aufschlüsselung der wichtigsten Bereiche, auf die Sie sich konzentrieren sollten:

1. Nehmen Sie Kohlenhydrate mit niedrigem glykämischen Index (GI) zu sich:
Ihr Leitfaden: Der GI ist Ihr Kompass und ordnet Kohlenhydrate nach ihrer Wirkung auf den Blutzucker. Kohlenhydrate mit niedrigem GI führen im Vergleich zu Optionen mit hohem GI zu einem langsameren und gleichmäßigeren Anstieg des Blutzuckers. Dieses Buch bietet Ressourcen, um Optionen mit niedrigem GI zu identifizieren und diese in Ihre Mahlzeiten zu integrieren. Konzentrieren Sie sich auf Vollkornprodukte wie braunen Reis, Quinoa und Vollkornbrot sowie auf Hülsenfrüchte, bestimmte Früchte und nicht stärkehaltiges Gemüse.

2. Die Kraft der Faser:
Den Prozess verlangsamen: Ballaststoffe wirken wie ein Verkehrspolizist und verlangsamen die Aufnahme von Kohlenhydraten in Ihren Blutkreislauf. Dies führt zu einem sanfteren Anstieg des Blutzuckers. Vollkornprodukte, Hülsenfrüchte sowie viele Obst- und Gemüsesorten sind ausgezeichnete Ballaststoffquellen. Entdecken Sie in diesem Buch Rezepte, die diese Zutaten hervorheben, um Ihren Blutzuckerspiegel auf einem ausgeglichenen Niveau zu halten.

3. Die Kunst des Paarens:
Strategische Partnerschaften: Die Kohlenhydrate des Unternehmens haben einen erheblichen Einfluss auf deren Auswirkungen auf den Blutzucker. Die Kombination von Kohlenhydraten mit niedrigem GI mit Eiweiß oder gesunden Fetten verlangsamt die Verdauung und Zuckeraufnahme zusätzlich. Dieses Buch bietet Rezepte, die die Kraft der strategischen Paarung demonstrieren. Kombinieren Sie beispielsweise Vollkornnudeln mit gegrilltem Hähnchen und Gemüse oder kombinieren Sie eine Scheibe Vollkorntoast mit Avocado und Eiern.

4. Portionskontrolle ist der Schlüssel:
Achtsame Maßnahmen: Selbst Kohlenhydrate mit niedrigem GI können sich bei übermäßigem Verzehr auf Ihren Blutzuckerspiegel auswirken. Verwenden Sie zunächst

Messbecher oder eine Küchenwaage, um Ihr Auge für die richtige Portionsgröße zu schulen. In diesem Buch finden Sie Beispielspeisepläne mit entsprechenden Portionsempfehlungen als Orientierungshilfe.

5. Erwägen Sie die Kohlenhydratzählung (optional):
Maßgeschneiderter Ansatz: Für manche Menschen mit Diabetes, insbesondere ab 50, kann das Zählen der Kohlenhydrate ein hilfreiches Hilfsmittel sein. Bei diesem Ansatz geht es darum, die Menge der von Ihnen aufgenommenen Kohlenhydrate zu überwachen und Ihre Insulinzufuhr entsprechend anzupassen. Sprechen Sie mit Ihrem Arzt oder einem registrierten Ernährungsberater, um herauszufinden, ob diese Methode für Sie geeignet ist.

Zusätzliche Strategien:
Überwachen Sie den Blutzucker regelmäßig: Durch die regelmäßige Überwachung Ihres Blutzuckers können Sie sehen, wie sich bestimmte Lebensmittel und Kombinationen auf Ihren Körper auswirken. Dieses Wissen ermöglicht es Ihnen, Anpassungen vorzunehmen und Ihren Ansatz zu verfeinern.
Bleiben Sie hydriert: Wasser hilft Ihrem Körper, Glukose effektiv zu verarbeiten. Streben Sie acht Gläser Wasser pro Tag an und passen Sie die Menge an Ihr Aktivitätsniveau und Ihr Klima an.
Treiben Sie regelmäßig Sport: Körperliche Aktivität verbessert die Insulinsensitivität und hilft Ihrem Körper, Glukose effizienter zu nutzen. Streben Sie an den meisten Tagen der Woche mindestens 30 Minuten mäßig intensives Training an.

Hinweis: Es gibt keinen „Einheitsansatz", der für alle passt. Experimentieren Sie in diesem Buch mit verschiedenen Strategien und Rezepten, um herauszufinden, was für Sie am besten funktioniert. Mit ein wenig Planung und Wissen können Sie Ihre Lieblingsspeisen genießen und gleichzeitig Ihren Blutzuckerspiegel unter Kontrolle halten.

Bonus-Tipp: Entdecken Sie für Diabetiker zugelassene Zuckerersatzstoffe. So können Sie sich ab und zu eine süße Leckerei gönnen, ohne dass Ihre Blutzuckerkontrolle aus dem Ruder läuft. Mäßigung bleibt jedoch der Schlüssel.

Die Kraft von Ballaststoffen im Diabetes-Management

Für Rosella fühlte sich die Behandlung von Diabetes nach 50 wie ein ständiger Kampf an. Blutzuckerspitzen, Heißhungerattacken und Müdigkeit waren unwillkommene Begleiter. Doch dann entdeckte sie den Hidden Champion in ihrem Kampf – Fiber. Lassen Sie uns in die Welt der Ballaststoffe eintauchen und herausfinden, wie ihre verschiedenen Arten Ihre Geheimwaffe für ein erfolgreiches Diabetes-Management sein können, genau wie bei Rosella.

Ballaststoffe sind komplexe Kohlenhydrate, die unser Körper nicht vollständig verdauen kann. Betrachten Sie es als ein Netz, das Zucker in Ihrem Verdauungssystem auffängt und so seine Aufnahme in den Blutkreislauf verlangsamt. Dies führt zu einem stabileren Blutzuckerspiegel und einem insgesamt verbesserten Diabetes-Management. Aber Glasfaser ist keine Einheitslösung. Hier ist eine Aufschlüsselung der vier Hauptfaserarten und ihrer einzigartigen Vorteile:

Lösliche Ballaststoffe: Stellen Sie sich das wie einen Schwamm vor, der Zucker und Wasser in Ihrem Darm aufsaugt. Dadurch entsteht eine gelartige Substanz, die die Verdauung verlangsamt und für ein länger anhaltendes Sättigungsgefühl sorgt. Lösliche Ballaststoffe sind ein Superstar bei der Bewältigung von Blutzuckerspitzen und kommen in Hafer, Linsen und Früchten wie Äpfeln vor.

Rosellas Geschichte: „Jahrelang waren Heißhungerattacken am Nachmittag mein Erzfeind. Eine Handvoll Kekse hier, ein Stück Kuchen da – mein Blutzucker raste wie eine außer Kontrolle geratene Achterbahnfahrt. Dann habe ich Haferflocken mit Beeren in meine Frühstücksroutine integriert Die löslichen Ballaststoffe im Hafer sorgten dafür, dass ich mich den ganzen Morgen über satt fühlte, das Verlangen dämmte und mein Blutzuckerspiegel den ganzen Tag über konstant blieb!"

Unlösliche Ballaststoffe: Stellen Sie sich das wie einen Besen vor, der durch Ihr Verdauungssystem fegt und die Regelmäßigkeit fördert. Obwohl es keinen direkten Einfluss auf den Blutzuckerspiegel hat, sorgt es dafür, dass Ihr Darm gesund und optimal funktioniert, was indirekt der Diabetesbehandlung zugute kommt. Unlösliche Ballaststoffe finden sich in Weizenkleie, Gemüse wie Brokkoli und Nüssen.

Viskose Ballaststoffe: Hierbei handelt es sich um eine spezielle Art löslicher Ballaststoffe, die in Ihrem Darm ein dickes Gel bilden und so die Zuckeraufnahme weiter verlangsamen. Es ist ein Doppelschlag für die Blutzuckerkontrolle und kommt in Flohsamenschalen und Leinsamen vor.

Resistente Stärke: Diese einzigartige Art von Ballaststoffen wirkt wie eine langsam brennende Brennstoffquelle. Es widersteht der Verdauung im Dünndarm und gelangt in den Dickdarm, wo es gesunde Darmbakterien ernährt. Resistente Stärke findet sich in grünen Bananen, Bohnen sowie gekochten und gekühlten Kartoffeln.

Indem Sie eine Vielzahl ballaststoffreicher Lebensmittel in Ihre Ernährung integrieren, können Sie die Erfolgsgeschichte von Rosella nachahmen. Dieses Buch bietet köstliche Rezepte mit allen vier Arten von Ballaststoffen, sodass Sie diese leistungsstarken Verbündeten ganz einfach zu Ihrem Diabetes-Management-Arsenal hinzufügen können. Denken Sie daran: Glasfaser ist eine Reise, kein Ziel. Fangen Sie klein an, experimentieren Sie mit verschiedenen Ballaststoffquellen und finden Sie heraus, was für Sie am besten funktioniert. Mit ein wenig Planung und der Kraft der Ballaststoffe an Ihrer Seite können Sie Ihren Diabetes effektiv in den Griff bekommen und ein vitales, gesundes Leben nach 50 führen.

Bedeutung von magerem Protein und gesunden Fetten

Während wir durch unsere goldenen Jahre navigieren und Diabetes in den Griff bekommen, tauchen zwei Ernährungshelden auf – mageres Eiweiß und gesunde Fette. Diese Kraftpakete spielen eine entscheidende Rolle bei der Förderung eines stabilen Blutzuckerspiegels, der Steigerung des Sättigungsgefühls und der Unterstützung des allgemeinen Wohlbefindens nach dem 50. Lebensjahr. Deshalb ist die Einbeziehung dieser Nährstoffe in Ihre Mahlzeiten für eine erfolgreiche Diabetesbehandlung unerlässlich:

Mageres Protein, der Blutzuckerstabilisator

Verlangsamt die Verdauung: Mageres Protein hat im Gegensatz zu Kohlenhydraten keinen direkten Einfluss auf den Blutzuckerspiegel. Die Verdauung dauert länger als die von Kohlenhydraten, was dazu beiträgt, Blutzuckerspitzen vorzubeugen, die häufig mit kohlenhydratreichen Mahlzeiten einhergehen.

Steigert das Sättigungsgefühl: Sich nach einer Mahlzeit satt und zufrieden zu fühlen, ist der Schlüssel zur Bewältigung von Heißhungerattacken und zur Vermeidung von übermäßigem Essen. Mageres Protein fördert das Sättigungsgefühl, sorgt dafür, dass Sie sich länger satt fühlen und hilft Ihnen, ungesundes Naschen zu vermeiden, das die Blutzuckerkontrolle beeinträchtigen kann.

Muskelerhalt: Die Muskelmasse nimmt mit zunehmendem Alter auf natürliche Weise ab, ein Zustand, der als Sarkopenie bekannt ist. Dieser Rückgang kann die Insulinresistenz verschlimmern und es Ihrem Körper erschweren, den Blutzucker effektiv zu verwerten. Mageres Protein ist für den Aufbau und Erhalt von Muskelmasse unerlässlich und fördert eine bessere Insulinsensitivität und die allgemeine Gesundheit.

Beispiele für mageres Protein:

Hühnerbrust
Fisch (Lachs, Thunfisch)
Truthahnbrust
Bohnen und Linsen
Fettarmer Joghurt

Gesunde Fette: Die unbesungenen Champions.

Erhöhtes Sättigungsgefühl: Gesunde Fette, ähnlich wie Eiweiß, fördern das Sättigungsgefühl und das Sättigungsgefühl. Dies kann bei der Portionskontrolle helfen und durch übermäßiges Essen verursachte Blutzuckerspitzen verhindern.

Nährstoffaufnahme: Bestimmte gesunde Fette sind für die Aufnahme einiger Vitamine, insbesondere der Vitamine A, D, E und K, unerlässlich. Diese Vitamine spielen eine entscheidende Rolle für die allgemeine Gesundheit und das Wohlbefinden, einschließlich der Blutzuckerkontrolle.

Verbesserte Herzgesundheit: Gesunde Fette, insbesondere in Fisch und bestimmten Ölen, fördern die Herzgesundheit. Dies ist besonders wichtig für Diabetiker, die ein höheres Risiko für Herz-Kreislauf-Komplikationen haben.

Beispiele für gesunde Fette:

Avocados
Nüsse und Samen (Mandeln, Walnüsse, Chiasamen)
Olivenöl
Fetter Fisch (Lachs, Thunfisch)

Die Synergie:

Die wahre Magie liegt in der Synergie zwischen magerem Protein und gesunden Fetten. Wenn Sie sie in einer Mahlzeit kombinieren, entsteht ein kraftvolles Duo, das Sie satt macht, einen stabilen Blutzuckerspiegel fördert und Ihr allgemeines Wohlbefinden unterstützt.

Dieses Buch geht über die Theorie hinaus und bietet praktische Tipps und köstliche Rezepte, um mageres Eiweiß und gesunde Fette in Ihre Mahlzeiten zu integrieren. Du wirst es finden:

Beispiel-Speisepläne: Entdecken Sie köstliche Speisepläne mit ausgewogenen Kombinationen aus magerem Protein und gesunden Fetten zum Frühstück, Mittagessen, Abendessen und als Snack.

Cleverer Rezepttausch: Erfahren Sie, wie Sie ungesunde Fette in Ihren Lieblingsrezepten ganz einfach durch herzgesunde Optionen ersetzen können.
Kreative Kochtechniken: Entdecken Sie verschiedene Kochmethoden, die die gesundheitlichen Vorteile von magerem Protein und gesunden Fetten bewahren.

Durch den Verzehr von magerem Eiweiß und gesunden Fetten können Sie, wie unzählige andere über 50, Ihren Diabetes effektiv in den Griff bekommen und sich auf den Weg zu einem gesünderen, lebendigeren Leben machen. Denken Sie daran: Kleine Veränderungen führen zu großen Ergebnissen. Integrieren Sie diese Ernährungshelden zunächst Schritt für Schritt in Ihre Mahlzeiten und erleben Sie, welche positiven Auswirkungen sie auf Ihre Blutzuckerkontrolle und Ihr allgemeines Wohlbefinden haben.

Wählen Sie Früchte mit niedrigem glykämischen Index

Ab 50 erfordert die Behandlung von Diabetes und Bluthochdruck einen strategischen Ansatz. Glücklicherweise kann die Aufnahme von Früchten mit niedrigem glykämischen Index in Ihre Ernährung bei beiden Erkrankungen eine Win-Win-Situation sein. Folgendes sollten Sie bei der Auswahl dieser Früchte beachten, um Ihre Gesundheit zu optimieren:

1. Glykämischer Index (GI) und Blutzuckerkontrolle:
Priorisieren Sie Früchte mit niedrigem GI: Früchte mit niedrigem GI führen zu einem langsameren, gleichmäßigeren Anstieg des Blutzuckerspiegels und sind daher ideal für die Behandlung von Diabetes. Dieses Buch bietet eine umfassende Liste von Früchten mit niedrigem GI, die Ihnen bei der Auswahl helfen sollen.

2. Kalium-Kraftpaket für den Blutdruck:
Suchen Sie nach kaliumreichen Optionen: Kalium ist ein Mineral, das als natürliches Gegengewicht zu Natrium fungiert und dabei hilft, den Blutdruck zu regulieren. Wählen Sie kaliumreiche Früchte wie Beeren, Bananen, Melonen und Zitrusfrüchte.

3. Ballaststoffe für das allgemeine Wohlbefinden:
Ballaststoffe nicht vergessen: Ballaststoffe in Früchten verlangsamen die Zuckeraufnahme, fördern das Sättigungsgefühl und tragen so zur Blutzucker- und Gewichtskontrolle bei. Suchen Sie nach Früchten mit einem guten Ballaststoffgehalt wie Beeren, Äpfeln, Birnen und Pflaumen (in Maßen).

4. Moderation ist der Schlüssel:

Portionskontrolle ist wichtig: Selbst Früchte mit niedrigem GI enthalten natürlichen Zucker. Üben Sie eine achtsame Portionskontrolle, um unbeabsichtigte Blutzuckerspitzen zu vermeiden und die Gesamtkalorienaufnahme zu kontrollieren.

5. Betrachten Sie das Gesamtbild:

Glykämische Last (GL): Während der GI wichtig ist, sollten Sie auch die glykämische Last (GL) berücksichtigen. GL berücksichtigt den GI und die Menge an Kohlenhydraten in einer Portion. Dieses Buch befasst sich möglicherweise mit GL, um ein umfassenderes Bild zu vermitteln.

Hier sind einige Tipps, wie Sie diese Informationen in die Tat umsetzen können:

Kombinieren Sie Früchte mit Proteinen oder gesunden Fetten: Die Kombination von Früchten mit niedrigem GI mit Proteinen oder gesunden Fetten verlangsamt die Zuckeraufnahme weiter und fördert das Sättigungsgefühl. Genießen Sie zum Beispiel eine Handvoll Beeren mit einem Klecks griechischem Joghurt oder eine Apfelscheibe mit Mandelbutter.

Lesen Sie die Lebensmitteletiketten: Achten Sie auf die auf den Obstetiketten angegebene Portionsgröße. Dadurch wird sichergestellt, dass Sie eine moderate Portion zu sich nehmen.

Entdecken Sie die Vielfalt: Es gibt eine Welt köstlicher Früchte mit niedrigem GI zu entdecken! Dieses Buch stellt eine Vielzahl von Möglichkeiten vor, wie Sie Ihre Mahlzeiten interessant und geschmackvoll gestalten können.

Notiz: Wenden Sie sich an Ihren Arzt oder einen registrierten Ernährungsberater, um individuelle Ratschläge zur Einbeziehung von Früchten in Ihren Plan zur Behandlung von Diabetes und Bluthochdruck zu erhalten.

Indem Sie fundierte Entscheidungen über Früchte mit niedrigem GI treffen, können Sie beide Erkrankungen effektiv bewältigen und ein gesünderes, lebendigeres Leben nach 50 führen.

Kapitel 3: Grundlegende Werkzeuge für das Kochen mit Diabetikern.

Lebensmitteletiketten verstehen.

Lebensmitteletiketten werden zu Ihrer Geheimwaffe bei der Ernährung von Diabetikern ab 50. Sie verwandeln sich von einem verwirrenden Fachjargon in einen Leitfaden für fundierte Entscheidungen, die es Ihnen ermöglichen, Ihren Blutzuckerspiegel und Ihre allgemeine Gesundheit zu kontrollieren. Der Schwerpunkt für Diabetiker liegt auf der Kohlenhydratabteilung. Suchen Sie nach „Gesamtkohlenhydrate" und „Ballaststoffe". Die Gesamtkohlenhydrate stellen die Summe aller Zucker und Stärken in einer Portion dar und wirken sich direkt auf Ihren Blutzucker aus.

Verwenden Sie diesen Wert, um zu berechnen, wie sich ein bestimmtes Lebensmittel auf Ihren Blutzuckerspiegel auswirken könnte. Priorisieren Sie im Idealfall Lebensmittel mit einem geringeren Gesamtkohlenhydratgehalt, insbesondere raffinierte Kohlenhydrate wie Weißbrot oder zuckerhaltige Getränke. Ballaststoffe sind jedoch Ihr diabetischer Verbündeter. Ballaststoffe verlangsamen die Aufnahme von Zucker in Ihren Blutkreislauf und führen zu einem stabileren Blutzuckerspiegel. Suchen Sie nach Nahrungsmitteln mit einem höheren Ballaststoffgehalt, um eine ausgeglichenere Reaktion Ihres Körpers hervorzurufen. Lassen Sie sich nicht von „Zuckerfrei"-Behauptungen täuschen. Auch wenn diesen Produkten möglicherweise zugesetzter Zucker fehlt, können sie dennoch Kohlenhydrate in Form von Stärke oder Zuckeralkoholen enthalten. Zuckeralkohole können unterschiedliche Auswirkungen auf den Blutzucker haben. Wenn Sie sich nicht sicher sind, wenden Sie sich daher an Ihren Arzt oder einen Ernährungsberater.

Die „Portionsgröße" ist von größter Bedeutung. Die Portionskontrolle ist für die Behandlung von Diabetes von entscheidender Bedeutung, und auf den Lebensmitteletiketten wird eine Standardportionsgröße festgelegt, damit Sie abschätzen können, wie viel Sie tatsächlich zu sich nehmen. Lassen Sie sich nicht von der Packungsgröße täuschen – eine einzelne Portion kann nur einen Bruchteil des gesamten Packungsinhalts ausmachen. Achten Sie auf „Portionen pro Behälter", um zu verstehen, wie viele Portionen Sie verbrauchen, wenn Sie die gesamte Packung essen. Die Zutatenliste liefert wertvolle Erkenntnisse. Die Zutaten sind in absteigender

Reihenfolge nach Gewicht aufgeführt, sodass Sie anhand der ersten paar Zutaten einen guten Überblick über die Hauptbestandteile des Produkts erhalten. Suchen Sie ganz oben auf der Liste nach Vollkornprodukten, Gemüse und mageren Proteinquellen, um eine diabetesfreundlichere Wahl zu treffen. Die „Prozent-Tageswerte (%DV)" können ein hilfreiches Tool sein, sollten jedoch mit Vorsicht verwendet werden.

Der %DV basiert auf einer 2.000-Kalorien-Diät, die möglicherweise nicht für jeden gilt. Es kann Ihnen jedoch eine allgemeine Vorstellung davon geben, wie ein bestimmter Nährstoff zu Ihrer täglichen Aufnahme beiträgt. Konzentrieren Sie sich darauf, gesättigte Fettsäuren, Natrium und zugesetzten Zucker niedrig zu halten und gleichzeitig einen höheren Anteil an Ballaststoffen anzustreben. Lebensmitteletiketten können auch Informationen zu Vitaminen und Mineralstoffen enthalten. Diese Mikronährstoffe stehen zwar nicht im Mittelpunkt der Diabetesbehandlung, spielen jedoch eine entscheidende Rolle für die allgemeine Gesundheit. Suchen Sie nach Optionen, die mit Vitaminen und Mineralstoffen angereichert sind, die für ein gesundes Altern wichtig sind, wie Vitamin D und Kalzium. Wenn Sie Lebensmitteletiketten verstehen, können Sie die manchmal kryptischen Botschaften auf Lebensmittelverpackungen entschlüsseln. Indem Sie ein Master-Decoder werden, können Sie fundierte Entscheidungen treffen, die zu Ihrer Diabetiker-Ernährung passen und ein gesundes, lebendiges Leben nach 50 fördern.

Kohlenhydratzählung für die Essensplanung.

Das Kohlenhydratzählen ist für Menschen mit Diabetes, insbesondere ab 50, ein wirksames Hilfsmittel, um ihren Blutzuckerspiegel effektiv zu kontrollieren. Dabei geht es darum, die Menge an Kohlenhydraten zu verfolgen, die Sie den ganzen Tag über bei jeder Mahlzeit und jedem Snack zu sich nehmen. Diese Informationen ermöglichen Ihnen zusammen mit Ihrem Insulinplan und Ihrer Trainingsroutine, fundierte Entscheidungen zu treffen und eine bessere Blutzuckerkontrolle zu erreichen.

Hier finden Sie eine Aufschlüsselung aller Informationen, die Sie über die Kohlenhydratzählung für die Essensplanung wissen müssen, gefolgt von einer Tabelle zum besseren Verständnis.

1. Warum Kohlenhydrate zählen?

Einfluss auf den Blutzucker: Kohlenhydrate haben im Vergleich zu Eiweiß und Fett den größten Einfluss auf Ihren Blutzuckerspiegel. Durch das Zählen der Kohlenhydrate können Sie vorhersagen, wie Ihr Körper auf die Nahrung reagieren wird, und Ihre Insulinzufuhr entsprechend anpassen.

Personalisierter Ansatz: Beim Diabetes-Management gibt es keine Einheitslösung. Die Kohlenhydratzählung ermöglicht einen personalisierten Ansatz und passt Ihre Kohlenhydrataufnahme an Ihre individuellen Bedürfnisse und Ihr Aktivitätsniveau an.

Verbesserte Blutzuckerkontrolle: Wenn Sie Ihre Kohlenhydrataufnahme und deren Auswirkungen auf Ihren Blutzucker verstehen, können Sie Ihre Ernährung und Medikamente anpassen, was zu einer insgesamt besseren Blutzuckerkontrolle führt.

Gewichtsmanagement: Das Zählen von Kohlenhydraten kann auch beim Gewichtsmanagement hilfreich sein, da es eine achtsame Ernährung und Portionskontrolle fördert.

2. Erste Schritte mit der Kohlenhydratzählung:

Sprechen Sie mit Ihrem Arzt: Bevor Sie mit der Kohlenhydratzählung beginnen, besprechen Sie dies mit Ihrem Arzt oder einem registrierten Ernährungsberater. Sie können Ihre individuellen Bedürfnisse einschätzen, realistische Ziele setzen und Sie bei der effektiven Umsetzung dieses Ansatzes unterstützen.

Erfahren Sie mehr über Kohlenhydrate: Machen Sie sich mit den verschiedenen Arten von Kohlenhydraten und deren Auswirkungen auf den Blutzucker vertraut. Dieses Buch bietet eine umfassende Erklärung des glykämischen Index (GI) und seines Zusammenhangs mit der Kohlenhydratzählung.

Identifizieren Sie Kohlenhydratquellen: Achten Sie auf die verschiedenen Kohlenhydratquellen in Ihrer Ernährung, darunter Getreide, Obst, Gemüse, stärkehaltiges Gemüse und Milchprodukte.

3. Die Werkzeuge des Handels:

Lebensmitteletiketten: Werden Sie Detektiv für Lebensmitteletiketten! Lernen Sie, die Kohlenhydratinformationen auf Lebensmitteletiketten zu entschlüsseln. Achten Sie auf „Gesamtkohlenhydrate" und „Ballaststoffe". Die Gesamtkohlenhydrate stellen die Summe aller Zucker und Stärken in einer Portion dar und wirken sich auf Ihren Blutzucker aus. Ballaststoffe verlangsamen jedoch die Zuckeraufnahme. Ziehen Sie daher den Ballaststoffgehalt von den Gesamtkohlenhydraten ab, um die Nettokohlenhydrate zu erhalten, die Ihren Blutzucker am stärksten beeinflussen.

Kohlenhydrat-Zähltabellen: Viele Ressourcen, darunter auch dieses Buch, bieten Kohlenhydrat-Zähltabellen, die den Kohlenhydratgehalt verschiedener Lebensmittel auflisten.

Blutzuckermessgerät: Die regelmäßige Überwachung Ihres Blutzuckers ist bei der Kohlenhydratzählung von entscheidender Bedeutung. Dadurch können Sie sehen, wie Ihr Körper auf unterschiedliche Kohlenhydratmengen reagiert, und Ihr Vorgehen entsprechend anpassen.

4. In die Praxis umsetzen:

Legen Sie Kohlenhydratziele fest: Arbeiten Sie mit Ihrem Arzt oder Ernährungsberater zusammen, um für jede Mahlzeit und jeden Snack individuelle Kohlenhydratziele festzulegen. Bei diesen Zielen werden Ihr Gesamtkalorienbedarf, Ihr Aktivitätsniveau und Ihre Blutzuckerkontrollziele berücksichtigt.

Zählen Sie die Kohlenhydrate für jede Mahlzeit: Berechnen Sie vor dem Verzehr einer Mahlzeit oder eines Snacks den Gesamtkohlenhydratgehalt anhand von Lebensmitteletiketten oder Kohlenhydratzähltabellen.

Berücksichtigen Sie Ballaststoffe: Denken Sie daran, den Ballaststoffgehalt von den Gesamtkohlenhydraten abzuziehen, um die Nettokohlenhydrate zu erhalten, die Ihren Blutzucker erheblich beeinflussen.

Passen Sie das Insulin an (falls zutreffend): Wenn Sie Insulin einnehmen, ermitteln Sie mithilfe Ihrer Kohlenhydratzählung die geeignete Insulindosis für jede Mahlzeit oder jeden Snack. Fragen Sie Ihren Arzt um Rat, wie Sie Ihre Insulinkur basierend auf Ihrer berechneten Kohlenhydrataufnahme anpassen können.

5. Tipps für den Erfolg:

Fangen Sie klein an: Überfordern Sie sich nicht. Beginnen Sie damit, die Kohlenhydratzufuhr bei einer oder zwei Mahlzeiten am Tag zu überwachen und integrieren Sie diese nach und nach in alle Ihre Mahlzeiten und Snacks.

Seien Sie konsequent: Der Schlüssel zum Erfolg beim Kohlenhydratzählen ist Konsistenz. Je mehr Sie Ihre Kohlenhydrate verfolgen, desto einfacher wird es und desto wertvoller werden die Daten für die Kontrolle Ihres Blutzuckers.

Scheuen Sie sich nicht, sich anzupassen: Wenn Sie Erfahrung mit dem Zählen von Kohlenhydraten sammeln, erfahren Sie, wie Ihr Körper auf verschiedene Lebensmittel reagiert, und passen Ihre Kohlenhydratziele oder Portionsgrößen nach Bedarf an.

Feiern Sie Ihre Erfolge: Verfolgen Sie Ihre Fortschritte und feiern Sie Ihre Erfolge! Die Behandlung von Diabetes erfordert kontinuierliche Anstrengungen und jeder Schritt hin zu einer besseren Blutzuckerkontrolle ist ein Sieg.

Das Leben mit Diabetes muss kein ständiger Kampf sein. Indem Sie sich das Kohlenhydratzählen und die wertvollen Informationen in diesem Buch zunutze machen, können Sie Ihren Blutzuckerspiegel unter Kontrolle bringen und ein gesundes, vitales Leben nach 50 führen. Schauen Sie sich die Tabelle unten an und befolgen Sie sie gewissenhaft.

Kohlenhydrat-Zähltabelle für über 50

Haftungsausschluss: Diese Tabelle ist ein allgemeiner Leitfaden und ersetzt nicht die individuellen Empfehlungen Ihres Arztes oder eines registrierten Ernährungsberaters.

Lebensmittelkategorie	Niedrige Kohlenhydrate (Nettokohlenhydrate)	Mäßige Kohlenhydrate (Nettokohlenhydrate)	Höhere Kohlenhydrate (Nettokohlenhydrate)
Früchte (1 Portion)	Weniger als 5 Gramm	5 - 10 Gramm	10 - 15 Gramm
Beispiele	- Erdbeeren	Banane, Apfel und	Mangos, Ananas und

	- Blaubeeren - Himbeeren	Orange.	Trauben (groß)
Gemüse (1 Portion)	Weniger als 5 Gramm	5 - 10 Gramm	10 - 15 Gramm
Beispiele	- Blattgemüse (Spinat und Grünkohl) - Brokkoli - Spargel	Paprika, Karotten, Blumenkohl.	Mais, Erbsen, Kartoffeln (süß oder weiß).
Stärkehaltiges Gemüse (½ Tasse)	Weniger als 10 Gramm	10 - 15 Gramm	15 - 20 Gramm
Beispiele	- Butternusskürbis - Rübe - Zucchini (gekocht)	Mais, Erbsen, Süßkartoffeln.	Weiße Kartoffeln und gebackene Bohnen.
Getreide (1 Scheibe oder Portion)	Weniger als 10 Gramm	15 - 20 Gramm	25 - 30 Gramm
Beispiele	- Vollkorntoast - Brot	Vollkorn-Tortillas, brauner Reis.	Weißbrot, Bagels und Croissants.
Hülsenfrüchte (½ Tasse)	Weniger als 10 Gramm	15 - 20 Gramm	20 - 25 Gramm
Beispiele	- Linsen - Schwarze Bohnen	Kidneybohnen, Kichererbsen	-
Tagebuch (1 Portion)	Weniger als 5 Gramm	5 - 10 Gramm	10 - 15 Gramm
Beispiele	- Ungesüßte Mandelmilch - Fettarmer griechischer Joghurt.	Streichkäse, fettarmer Hüttenkäse.	Normaler Joghurt, Joghurt mit Fruchtgeschmack.

Zusätzliche Bemerkungen:

Faser: Denken Sie daran, den auf den Lebensmitteletiketten angegebenen Ballaststoffgehalt von den Gesamtkohlenhydraten abzuziehen, um die Nettokohlenhydrate zu erhalten, die Ihren Blutzucker am stärksten beeinflussen.

Portionsgrößen: Achten Sie genau auf die auf den Lebensmitteletiketten angegebenen Portionsgrößen. Die angegebene Kohlenhydratmenge gilt für eine bestimmte Portionsgröße. Der Verzehr einer größeren Portion erhöht die Kohlenhydrataufnahme.

Glykämischer Index (GI): Während sich diese Tabelle auf die Nettokohlenhydrate konzentriert, betrachten Sie für ein umfassenderes Bild den glykämischen Index (GI).

Kohlenhydrate mit niedrigem GI führen im Vergleich zu Optionen mit hohem GI zu einem langsameren und gleichmäßigeren Anstieg des Blutzuckers. Verwenden Sie dieses Buch (oder andere Ressourcen), um den GI verschiedener Lebensmittel zu erkunden.

Individuelle Bedürfnisse: Dieses Diagramm ist ein Ausgangspunkt. Ihr Arzt oder Ernährungsberater kann Ihnen dabei helfen, Ihre Kohlenhydratziele auf der Grundlage Ihrer spezifischen Bedürfnisse und Blutzuckerkontrollziele zu personalisieren.

Notiz: Konsistenz ist der Schlüssel! Indem Sie Ihre Kohlenhydrataufnahme verfolgen und fundierte Entscheidungen treffen, können Sie Ihren Diabetes effektiv in den Griff bekommen und ein gesundes Leben nach 50 führen.

Zuckerersatzstoffe: Sicherheit und Verwendung.

Wenn Sie sich mit der Diabetes-Behandlung nach 50 befassen, können Zuckerersatzstoffe eine verlockende Option sein, um Ihre Naschkatzen zu befriedigen, ohne Ihren Blutzuckerspiegel in die Höhe zu treiben. Es ist jedoch wichtig, die verschiedenen Typen, ihre Sicherheitsaspekte und ihre effektive Nutzung zu verstehen. Hier ist eine Aufschlüsselung beliebter Zuckerersatzstoffe, kategorisiert nach Lebensmitteltyp:

Getränke:

Künstliche Süßstoffe: Dies sind die häufigsten Zuckerersatzstoffe, darunter Aspartam (Equal, NutraSweet), Sucralose (Splenda), Saccharin (Sweet'N Low) und Acesulfam-Kalium (Acesulfam K). Sie sind kalorienfrei und lassen den Blutzuckerspiegel nicht ansteigen. Es laufen jedoch Langzeitstudien zur Sicherheit, und einige Leute berichten von einem Nachgeschmack. Verwenden Sie sie in Maßen für Kaffee, Tee oder zuckerfreie Limonaden.

Stevia: Stevia wird aus einer Stevia-Pflanze gewonnen und ist ein natürlicher, kalorienfreier Süßstoff mit einem leicht lakritzartigen Nachgeschmack. Für Diabetiker ist es im Allgemeinen sicher, manche finden es jedoch möglicherweise zu süß. Verwenden Sie eine kleine Menge zum Süßen von Kaffee, Tee oder Joghurt.

Backen und Kochen:

Zuckeralkohole: Dies sind natürlich vorkommende Zucker, die in Früchten und fermentierten Produkten vorkommen. Häufige Beispiele sind Erythritol (Swerve), Sorbitol und Xylitol. Sie haben weniger Kalorien als Zucker und haben nur einen minimalen Einfluss auf den Blutzucker. Der Verzehr großer Mengen kann jedoch zu Verdauungsproblemen wie Blähungen und Blähungen führen. Verwenden Sie sie in Maßen zum Backen von Keksen, Kuchen oder zuckerfreien Marmeladen.

Mönchsfrucht-Süßstoff: Dieser natürliche Süßstoff wird aus einer Mönchsfrucht gewonnen, ist kalorienfrei und erhöht den Blutzucker nicht. Es hat eine etwas höhere Süße als Zucker, sodass Sie weniger benötigen. Verwenden Sie es zum Backen, für Saucen oder Marinaden.

Allulose: Allulose ist ein seltener Zucker, der in Weizen und Früchten vorkommt. Er hat eine ähnliche Süße wie Zucker, hat jedoch weniger Kalorien und hat nur minimale Auswirkungen auf den Blutzucker. Allerdings ist es nicht so leicht verfügbar wie andere Optionen. Betrachten Sie es zum Backen oder zum Süßen von Soßen.

Allgemeine Süßstoffe:

Zuckeralkohole (pulverisiert): Puderzuckeralkohole wie Erythrit oder Xylit können in einigen Rezepten als 1:1-Ersatz für Puderzucker verwendet werden. Bedenken Sie jedoch die Möglichkeit von Verdauungsproblemen. Verwenden Sie sie zum Bestäuben von Backwaren oder zum Zubereiten von Zuckerguss.

Fruchtpürees: Das Pürieren von Früchten wie Apfelmus, Bananen oder Datteln kann Backwaren natürliche Süße und Feuchtigkeit verleihen. Diese Optionen enthalten etwas Zucker, also berücksichtigen Sie sie bei Ihrer Kohlenhydratberechnung. Verwenden Sie sie für Muffins, Brot oder Pfannkuchen.

Wichtige Überlegungen für die Zeit nach 50:

Mäßigung ist der Schlüssel: Auch Zuckerersatzstoffe können zu Heißhungerattacken und übermäßigem Essen beitragen. Gehen Sie sparsam damit um und konzentrieren Sie sich auf gesunde, vollwertige Süßungsmittel wie Früchte.

Sicherheit: Obwohl einige Zuckerersatzstoffe im Allgemeinen sicher sind, können sie Nebenwirkungen haben, insbesondere in großen Mengen. Konsultieren Sie Ihren Arzt, wenn Sie Bedenken haben.

Auswirkungen auf den Blutzucker: Nicht alle Zuckerersatzstoffe sind völlig blutzuckerneutral. Überwachen Sie Ihren Blutzucker, nachdem Sie neue Optionen konsumiert haben.

Lesen Sie die Etiketten sorgfältig durch: Zuckerersatzstoffe können mit anderen Zutaten kombiniert werden, die den Blutzucker beeinflussen können oder versteckte Zucker enthalten.

Notiz: Zuckerersatzstoffe sind Werkzeuge, keine Wundermittel. Bringen Sie sie mit einer gesunden Ernährung in Einklang und konsultieren Sie Ihren Arzt, um den besten Ansatz für Ihr Diabetes-Management nach 50 zu finden. Mit ein wenig Planung können Sie trotzdem einen Hauch von Süße genießen, ohne Ihre Blutzuckerkontrolle zu beeinträchtigen.

Ein kurzer Überblick über die Auswahlliste einiger beliebter Zuckerersatzstoffe, die für die Diabetesbehandlung nach 50 geeignet sind, kategorisiert nach ihrer Herkunft:

Künstliche Süßstoffe:
- Aspartam (Equal, NutraSweet).
- Sucralose (Splenda)
- Saccharin (Sweet'N Low)
- Acesulfam-Kalium (Acesulfam K)

Vorteile:
Kalorienfrei
Erhöhen Sie den Blutzuckerspiegel nicht

Nachteile:
Derzeit laufen Langzeitstudien zur Sicherheit
Manche Leute berichten von einem Nachgeschmack

Verwenden:
Mäßige Mengen in Kaffee, Tee oder zuckerfreien Limonaden

Natürliche Süßstoffe:
Stevia: Wird aus einer Stevia-Pflanze gewonnen, ist kalorienfrei und hat einen leicht lakritzartigen Nachgeschmack.
Mönchsfrucht-Süßstoff: Aus einer Mönchsfrucht gewonnen, kalorienfrei mit minimaler Auswirkung auf den Blutzucker.

Vorteile:

Natürliche Quelle
Im Allgemeinen sicher für Diabetiker

Nachteile:

Stevia kann für manche einen leichten Nachgeschmack haben.
Mönchsfruchtsüßstoff ist möglicherweise weniger leicht verfügbar.

Verwenden:

Stevia – kleine Mengen in Kaffee, Tee oder Joghurt.
Mönchsfrucht – Backen, Saucen oder Marinaden.

Zuckeralkohole:

Erythrit (Swerve)
Sorbit
Xylit

Vorteile:

Weniger Kalorien als Zucker.
Minimale Auswirkung auf den Blutzucker (in Maßen)

Nachteile:

Große Mengen können Verdauungsprobleme verursachen

Verwenden:

Mäßige Mengen beim Backen von Keksen, Kuchen oder zuckerfreien Marmeladen (in einigen Rezepten können pulverisierte Versionen 1:1 für Puderzucker verwendet werden).

Weitere Überlegungen:

Fruchtpürees: Apfelmus, Bananen oder Datteln können Backwaren natürliche Süße und Feuchtigkeit verleihen (berücksichtigen Sie diese bei der Kohlenhydratberechnung).
Konsultieren Sie immer Ihren Arzt um den besten Ansatz für Ihre individuellen Bedürfnisse zu ermitteln.

Notiz: Verwenden Sie Zuckerersatzstoffe in Maßen und konzentrieren Sie sich auf eine gesunde Ernährung mit vollwertigen Süßungsmitteln wie Früchten.

Strategien zur Portionskontrolle:

Eine wirksame Behandlung von Diabetes nach 50 erfordert einen vielschichtigen Ansatz, und die Portionskontrolle spielt eine entscheidende Rolle. Hier ist ein umfassender Leitfaden mit praktischen Strategien und einer professionellen Tabelle, die Ihnen dabei hilft, die Portionskontrolle zu meistern:

Schritt 1: Bewerten Sie Ihre Wahrnehmung neu.

Stellen Sie die „Standard"-Portion in Frage: Viele vorverpackte Lebensmittel und Restaurantmahlzeiten überschreiten oft die angemessenen Portionsgrößen. Machen Sie sich mit den MyPlate-Richtlinien des USDA vertraut, um eine Grundlage für gesunde Portionsgrößen festzulegen.

Visuelle Hinweise sind wichtig: Visualisieren Sie Portionsgrößen anhand von Alltagsgegenständen. Beispielsweise hat eine 3-Unzen-Portion Fleisch ungefähr die Größe eines Kartenspiels.

Schritt 2: Nehmen Sie Achtsamkeit an.

Entschleunigen und Genießen: Zu schnelles Essen kann zu übermäßigem Konsum führen. Üben Sie, achtsam zu essen, gründlich zu kauen und jeden Bissen zu genießen. Dadurch kann Ihr Körper Sättigungssignale registrieren und übermäßiges Essen verhindern.

Ablenkungsfreies Essen: Vermeiden Sie Ablenkungen wie Fernsehen oder Mobilgeräte beim Essen. Konzentrieren Sie sich auf den Akt des Essens und lassen Sie Ihren Körper Sättigungssignale erkennen.

Schritt 3: Nutzen Sie Tools und Techniken.

Verkleinern Sie Ihre Teller: Die Verwendung kleinerer Teller erzeugt die Illusion größerer Portionen und fördert das Zufriedenheitsgefühl mit weniger Essen.

Portionieren Sie Ihre Mahlzeiten im Voraus: Portionieren Sie Ihre Mahlzeiten und Snacks im Voraus, um impulsive Entscheidungen zu vermeiden, wenn Sie Hunger verspüren.

Abmessen und verfolgen: Verwenden Sie zunächst Messbecher und Löffel, um Ihr Auge für die richtige Portionsgröße zu schulen. Verfolgen Sie Ihre Nahrungsaufnahme einige Tage lang in einem Tagebuch, um potenzielle Verbesserungsmöglichkeiten zu identifizieren.

Schritt 4: Priorisieren Sie die Nährstoffdichte.

Konzentrieren Sie sich auf Vollwertkost: Bevorzugen Sie vollwertige, unverarbeitete Lebensmittel voller Nährstoffe. Diese Lebensmittel sind im Allgemeinen sättigender als ihre verarbeiteten Gegenstücke und erfordern weniger Volumen, um sich satt zu fühlen.

Ballaststoffe sind Ihr Freund: Nehmen Sie ballaststoffreiche Lebensmittel wie Gemüse, Obst und Vollkornprodukte in Ihre Mahlzeiten auf. Ballaststoffe fördern das Sättigungsgefühl und verlangsamen die Verdauung, sodass Sie sich länger satt fühlen.

Schritt 5: Verlangen verwalten.

Flüssigkeitszufuhr ist der Schlüssel: Dehydrierung kann manchmal Hungerattacken vortäuschen. Trinken Sie den ganzen Tag über viel Wasser, um ausreichend Flüssigkeit zu sich zu nehmen und Durst nicht mit Hunger zu verwechseln.

Gesundes Naschen: Anstatt zu zuckerhaltigen oder fettreichen Snacks zu greifen, halten Sie gesunde Alternativen wie Obst, Nüsse oder Joghurt bereit. Planen Sie Ihre Snacks, um impulsiven Entscheidungen vorzubeugen.

Unten finden Sie ein professionelles Diagramm

Professionelle Portionskontrolltabelle:

Lebensmittelkategorie	Empfohlene Portionsgröße (ab 50)	Visueller Hinweis
Mageres Eiweiß	3-4 Unzen	Kartendeck
Beispiele	Hähnchenbrust, Fisch, mageres Rindfleisch	-
Gemüse	1-2 Tassen	Zwei hohle Hände
Beispiele	Blattgemüse, Brokkoli, Karotten	-
Stärkehaltiges Gemüse	1/2 Tasse (gekocht)	Faustgroße Portion
Beispiele	Mais, Erbsen, Kartoffeln	-
Vollkorn	1/2 Tasse (gekocht)	Ein halber Tennisball
Beispiele	Brauner Reis, Quinoa, Vollkornnudeln	-
Früchte	1 kleines Stück oder 1/2 Tasse gehackt	Tennisballgroße ganze Früchte oder eine kleine Handvoll gehackt
Beispiele	Apfel, Orange, Beeren	-
Gesunde Fette	1-2 Esslöffel	Tischtennisballgroße Portion
Beispiele	Avocado, Nüsse, Olivenöl	-
Molkerei	1 Tasse (fettarm)	Größe eines Tennisballs
Beispiele	Joghurt, Milch, Käse	-

Notiz: Diese Tabelle ist ein allgemeiner Leitfaden. Der individuelle Bedarf kann je nach Faktoren wie Aktivitätsniveau und Kalorienbedarf variieren. Wenden Sie sich an einen registrierten Ernährungsberater, um individuelle Empfehlungen zur Portionskontrolle zu erhalten, die auf Ihre spezifischen Bedürfnisse und Diabetes-Managementziele zugeschnitten sind.

Durch die Umsetzung dieser Strategien und die Verwendung der professionellen Portionskontrolltabelle können Sie Ihren Diabetes nach dem 50. Lebensjahr effektiv in den Griff bekommen. Denken Sie daran, dass Konsistenz der Schlüssel ist. Mit Engagement und achtsamen Praktiken können Sie eine erfolgreiche Portionskontrolle erreichen und die Kontrolle über Ihre Gesundheitsreise übernehmen.

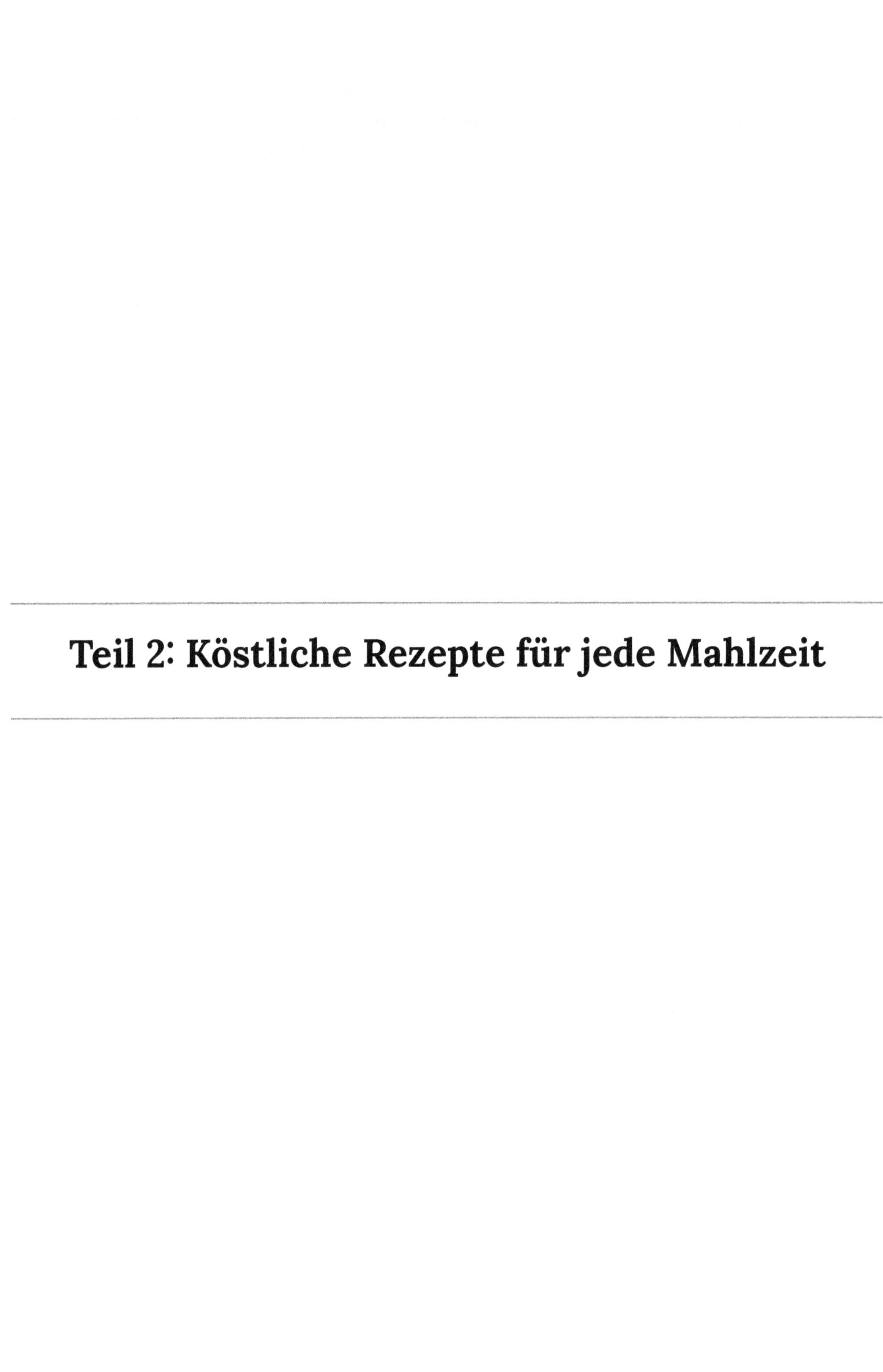

Teil 2: Köstliche Rezepte für jede Mahlzeit

Kapitel 4: Frühstücksrezepte

Proteinreiche, ballaststoffreiche Frühstücksoptionen für einen süßen und herzhaften Start:

1.Griechisches Joghurtparfait mit Beeren und Chiasamen:

Dieses lebendige Parfait ist eine diabetikerfreundliche Frühstücksoption, die sowohl köstlich als auch sättigend ist. Vollgepackt mit Eiweiß und Ballaststoffen aus griechischem Joghurt und Chiasamen sorgt es dafür, dass Sie sich länger satt fühlen, und bietet gleichzeitig einen Hauch von Süße aus den Beeren. Hier ein kurzer Überblick:

Kalorien: Ungefähr 250 pro Portion (je nach Joghurt- und Obstauswahl)
Vorbereitungszeit: 5 Minuten

Zutaten (für 1 Portion):
1/2 Tasse griechischer Naturjoghurt (2 % oder fettfrei)
1/4 Tasse frische oder gefrorene Beeren (Blaubeeren, Himbeeren, Erdbeeren)
1 Esslöffel Chiasamen
Optional: Zuckerfreier Sirup oder ein Schuss Honig (für zusätzliche Süße)

Nährwertangaben (ungefähre Werte pro Portion):
Kalorien: 250
Protein: 15g
Kohlenhydrate: 20g (inkl. Ballaststoffe)
Ballaststoffe: 5g
Fett: 5g

Anweisungen:
1. In eine Schüssel die Hälfte des griechischen Joghurts schichten.
2. Streuen Sie die Hälfte der Chiasamen über den Joghurt.
3. Die Hälfte der Beeren hinzufügen.
4. Wiederholen Sie die Schichten mit dem restlichen Joghurt, den Chiasamen und den Beeren.

5. Für zusätzliche Süße mit etwas zuckerfreiem Sirup oder Honig (optional) beträufeln.

2.Rührei mit Spinat und Vollkorntoast:

Dieses einfache, aber sättigende Gericht eignet sich perfekt für ein schnelles und gesundes Frühstück nach 50, insbesondere bei der Behandlung von Diabetes. Vollgepackt mit Eiweiß aus Eiern und Ballaststoffen aus Vollkorntoast und Spinat hilft es, den Blutzucker zu regulieren und sorgt dafür, dass Sie sich länger satt fühlen.

Vorbereitung Zeit: 10 Minuten

Zutaten (für 1 Portion):
2 große Eier
1 Esslöffel Olivenöl oder Butter
1/2 Tasse gehackter frischer Spinat
1 Scheibe Vollkornbrot
Salz und schwarzer Pfeffer nach Geschmack
Optional: Gehackte frische Kräuter wie Schnittlauch oder Petersilie (zum Garnieren)

Anweisungen:
1.Vorbereitung: Toasten Sie Ihr Vollkornbrot bis zum gewünschten Gargrad. Während der Toast kocht, den frischen Spinat waschen und hacken.
2. Pfanne erhitzen: In einer beschichteten Pfanne das Olivenöl oder die Butter bei mittlerer Hitze erhitzen.
3. Eier verquirlen: In einer Schüssel die beiden Eier mit einer Prise Salz und Pfeffer verquirlen.
4. Rühreier: Die verquirlte Eiermischung in die heiße Pfanne geben. Sobald die Eier fest werden, rühren Sie sie vorsichtig mit einem Spatel um, bis die gewünschte Konsistenz erreicht ist (weiches Rührei oder etwas fester).
5. Spinat hinzufügen: Sobald die Eier fast gar sind, den gehackten Spinat in die Pfanne geben. Noch ein bis zwei Minuten kochen lassen, bis der Spinat zusammengefallen ist.
6. Servieren: Löffeln Sie das Rührei mit Spinat auf Ihr geröstetes Vollkornbrot. Mit zusätzlichem Salz und Pfeffer abschmecken.
7. Garnierung (optional): Für einen Hauch von zusätzlichem Geschmack und Farbe mit gehackten frischen Kräutern wie Schnittlauch oder Petersilie bestreuen.

Tipps:
Für zusätzliche Proteine und gesunde Fette können Sie eine kleine Menge magere Wurst oder Speck mit den Eiern zerbröseln und kochen.

Experimentieren Sie für mehr Geschmack und Abwechslung mit verschiedenen Gemüsesorten wie gehackten Pilzen, Paprika oder Zwiebeln.

Wenn Sie eine cremigere Konsistenz für Ihr Rührei bevorzugen, geben Sie vor dem Kochen einen Schuss Milch oder fettarme Sahne zur verquirlten Eiermischung.

Um dieses Gericht im Voraus zuzubereiten, rühren Sie die Eier und den Spinat um und bewahren Sie sie bis zu 2 Tage in einem luftdichten Behälter im Kühlschrank auf. Vor dem Servieren vorsichtig in einer Pfanne bei schwacher Hitze erhitzen.

Dieses ballaststoffreiche Haferflockenmehl mit cremiger Nussbutter und süßen Apfelscheiben ist eine diabetikerfreundliche Frühstücksoption, die sowohl köstlich als auch sättigend ist. Vollgepackt mit Ballaststoffen aus Hafer und Früchten sowie gesunden Fetten aus der Nussbutter sorgt es dafür, dass Sie sich länger satt fühlen und gleichzeitig den Blutzuckerspiegel kontrolliert.

Zutaten (für 1 Portion):

1/2 Tasse Haferflocken (altmodische oder schnelle Haferflocken)
1 Tasse Wasser oder ungesüßte Mandelmilch
1/4 Tasse gehackte Äpfel (jede Sorte)
1 Esslöffel Nussbutter (Mandel, Erdnuss, Cashew)
1/4 Teelöffel gemahlener Zimt (optional)
Prise Salz (optional)

Nährwertangaben (ungefähre Werte pro Portion):

Kalorien: 300
Protein: 5g
Kohlenhydrate: 40g (inkl. Ballaststoffe)
Ballaststoffe: 5g
Fett: 10g

Anweisungen:

1.Zubereitung: Den Apfel waschen und in dünne Scheiben schneiden.
2. Haferflocken kochen: In einem Topf Haferflocken, Wasser oder ungesüßte Mandelmilch und eine Prise Salz (optional) bei mittlerer Hitze vermischen. Zum Kochen bringen, dann die Hitze reduzieren und 5–7 Minuten köcheln lassen, oder bis die Haferflocken die gewünschte Konsistenz (cremig oder etwas dicker) erreicht haben.
3.Erwärmen Sie die Äpfel (optional): Während die Haferflocken köcheln, können Sie die gehackten Apfelscheiben mit etwas Wasser oder Butter in eine separate Pfanne geben und ein oder zwei Minuten kochen, bis sie leicht weich sind (optional).
4. Zusammensetzen: Sobald die Haferflocken gar sind, nehmen Sie sie vom Herd und löffeln Sie sie in eine Schüssel.
5. Mit Geschmack belegen: Fügen Sie die gehackten Apfelscheiben (erwärmt oder roh) und einen Esslöffel Ihrer Lieblingsnussbutter hinzu. Für einen zusätzlichen Geschmacksschub mit gemahlenem Zimt bestreuen (optional).

Tipps:

Für zusätzliche Süße können Sie eine Prise zuckerfreies Süßungsmittel oder einen Spritzer reinen Ahornsirup verwenden. Passen Sie die Menge je nach Geschmackspräferenz an.

Dieses Haferflockenrezept lässt sich leicht anpassen. Für zusätzliche Konsistenz und Nährstoffe können Sie andere Früchte wie Beeren, gehackte Nüsse oder sogar eine Prise Chiasamen hinzufügen.

Um dieses Gericht im Voraus zuzubereiten, kochen Sie die Haferflocken am Vorabend und bewahren Sie sie in einem luftdichten Behälter im Kühlschrank auf. Vor dem Servieren in einer Pfanne mit einem Schuss Milch oder Wasser vorsichtig erhitzen.

Wenn Sie eine kalte Haferflockenvariante bevorzugen, verwenden Sie ungesüßte Mandelmilch anstelle von Wasser und kochen Sie die Haferflocken etwas kürzer. Lassen Sie es im Kühlschrank vollständig abkühlen, bevor Sie es mit der Nussbutter, Apfelscheiben und Toppings Ihrer Wahl servieren.

Genießen Sie diese warmen und wohltuenden Haferflocken, die Ihren Körper mit Energie versorgen und Ihr Diabetes-Management unterstützen.

Diese lebendige und aromatische Hüttenkäseschüssel ist eine diabetikerfreundliche Frühstücksoption, die sowohl leicht als auch sättigend ist. Vollgepackt mit Eiweiß aus Hüttenkäse und gesunden Fetten aus Nüssen sorgt es dafür, dass Sie sich länger satt fühlen und bietet gleichzeitig einen Hauch natürlicher Süße aus den Früchten.

Zutaten (für 1 Portion):

1/2 Tasse fettarmer Hüttenkäse
1/2 Tasse gehackte frische Früchte (Beeren, Mango, Ananas usw.)
1/4 Tasse gehackte Nüsse (Mandeln, Walnüsse, Pekannüsse usw.)
Optional: Ein Schuss Honig oder zuckerfreier Sirup (für zusätzliche Süße)
Optional: Frische Minzblätter (zum Garnieren)

Nährwertangaben (ungefähre Werte pro Portion):

Kalorien: 200
Protein: 18g
Kohlenhydrate: 20g (inkl. Ballaststoffe)
Ballaststoffe: 3g
Fett: 5g

Anweisungen:

1.Zubereitung: Waschen und hacken Sie die Früchte Ihrer Wahl. Rösten Sie die Nüsse in einer trockenen Pfanne bei mittlerer Hitze einige Minuten lang leicht an, um ihr Aroma zu verstärken (optional).
2. Schüssel zusammensetzen: Den Hüttenkäse in eine Schüssel geben.
3. Mit Früchten und Nüssen belegen: Die gehackten Früchte und gerösteten Nüsse über den Hüttenkäse schichten.
4. Süße (optional): Nach Wunsch mit etwas Honig oder zuckerfreiem Sirup beträufeln.
5. Garnierung (optional): Für eine erfrischende Note ein paar frische Minzblätter hinzufügen.

Tipps:

Experimentieren Sie für zusätzliche Abwechslung die ganze Woche über mit verschiedenen Früchten. Entscheiden Sie sich für Früchte mit einem niedrigeren glykämischen Index, wie zum Beispiel Beeren, um Blutzuckerspitzen zu minimieren.

Wenn Sie eine cremigere Konsistenz bevorzugen, zerdrücken Sie eine halbe Avocado und geben Sie sie zum Hüttenkäse, bevor Sie die Früchte und Nüsse darüber schichten.

Für ein reichhaltigeres Frühstück servieren Sie die Hüttenkäseschüssel mit einer Beilage Vollkorntoast oder einer Handvoll Vollkorncrackern.

Dieses Rezept ist leicht anpassbar. Fügen Sie für zusätzlichen Geschmack und Textur gerne weitere Toppings wie Kokosraspeln, Chiasamen oder eine Prise Zimt hinzu.

Genießen Sie diese köstliche und proteinreiche Hüttenkäse-Bowl für einen erfrischenden Start in den Tag.

Diese ballaststoffreichen Pfannkuchen sind eine perfekte diabetikerfreundliche Frühstücksoption und bieten ein ausgewogenes Verhältnis von Eiweiß und Ballaststoffen, ohne Kompromisse beim Geschmack einzugehen. Vollgepackt mit Vollkornprodukten und garniert mit frischen Beeren helfen sie dabei, den Blutzuckerspiegel zu regulieren und dafür zu sorgen, dass Sie sich länger satt fühlen.

Zutaten (für ca. 6 Pfannkuchen):

1 Tasse Vollkornmehl (oder eine Mischung aus Vollkorn- und Allzweckmehl)
1 Esslöffel Backpulver
1/4 Teelöffel Salz
1 1/2 Tassen ungesüßte Mandelmilch (oder Milch Ihrer Wahl)
1 Ei
1 Esslöffel geschmolzene ungesalzene Butter oder Kokosöl
1/4 Tasse zerdrückte Banane (optional, für zusätzliche Süße und Feuchtigkeit)
1/2 Tasse frische oder gefrorene Beeren (Blaubeeren, Himbeeren, Erdbeeren)
Optional: Zuckerfreier Sirup oder ein Schuss reinen Ahornsirup

Nährwertangaben (ungefähre Werte pro Pfannkuchen):

Kalorien: 150
Protein: 4g
Kohlenhydrate: 25g (inkl. Ballaststoffe)
Faser: 4g
Fett: 5g

Anweisungen:

1. Trockene Zutaten: In einer großen Schüssel das Vollkornmehl (oder die Mehlmischung), das Backpulver und das Salz verrühren.
2. Nasse Zutaten: In einer separaten Schüssel Mandelmilch, Ei, geschmolzene Butter (oder Kokosöl) und zerdrückte Banane (falls verwendet) verquirlen.
3. Nass und trocken kombinieren: Die feuchten Zutaten zu den trockenen Zutaten gießen und vorsichtig verrühren, bis sich alles gerade vermischt hat. Nicht zu viel mischen, ein paar Klumpen sind in Ordnung.
4. Bereiten Sie die Beeren vor: Wenn Sie frische Beeren verwenden, waschen Sie diese und tupfen Sie sie trocken. Wenn Sie gefrorene Beeren verwenden, tauen Sie diese leicht auf oder geben Sie sie direkt zum Teig.

5. Pfannkuchen backen: Eine leicht gefettete Grillplatte oder eine beschichtete Pfanne bei mittlerer Hitze erhitzen. Sobald es heiß ist, gießen Sie etwa 1/4 Tasse Teig pro Pfannkuchen. Unter jeden Pfannkuchenteig vorsichtig ein paar Beeren unterheben und ihn auf die Grillplatte gießen.

6.Kochen und umdrehen: Die Pfannkuchen auf jeder Seite 2-3 Minuten backen, oder bis sie goldbraun sind und Blasen auf der Oberfläche erscheinen. Drehen Sie die Pfannkuchen vorsichtig mit einem Spatel um und lassen Sie sie weitere 1–2 Minuten backen, bis sie gar sind.

7. Servieren: Die Pfannkuchen auf Tellern anrichten und mit zusätzlichen frischen Beeren und einem Schuss zuckerfreiem Sirup oder reinem Ahornsirup (optional) belegen.

Tipps:

Für einen dickeren Pfannkuchen etwas weniger Milch im Teig verwenden. Für einen dünneren Pfannkuchen etwas mehr Milch verwenden. Passen Sie es nach Ihren Wünschen an.

Für zusätzliche Geschmacks- und Texturvariationen können Sie gerne mit verschiedenen Beerenarten oder sogar gehackten Nüssen experimentieren.

Um dieses Rezept im Voraus zuzubereiten, bereiten Sie den Pfannkuchenteig am Vorabend zu und bewahren Sie ihn in einem luftdichten Behälter im Kühlschrank auf. Morgens erhitzen Sie einfach Ihre Grillplatte und backen die Pfannkuchen nach Anleitung.

Übrig gebliebene Pfannkuchen können in einem luftdichten Behälter im Kühlschrank bis zu 2 Tage aufbewahrt werden. Erhitzen Sie sie vor dem Servieren vorsichtig in einem Toaster oder einer Pfanne.

Genießen Sie diese köstlichen und ballaststoffreichen Pfannkuchen für ein sättigendes und ausgewogenes Frühstück, das Ihre Diabetes-Managementziele unterstützt.

Diese einfache, aber elegante Kombination bietet eine proteinreiche und schmackhafte Frühstücksoption, die für die Diabetes-Behandlung nach 50 geeignet ist. Der Vollkornbagel liefert Ballaststoffe, während der geräucherte Lachs gesunde Fette und Proteine hinzufügt.

Zutaten (für 1 Portion):

1 Vollkornbagel, in Scheiben geschnitten
2-3 Esslöffel fettarmer Frischkäse
2-3 Scheiben geräucherter Lachs
Prise frisch gemahlener schwarzer Pfeffer (optional)
Optional: Gurkenscheiben, Zitronenschnitze, Kapern oder frischer Dill zum Garnieren

Nährwertangaben (ungefähre Werte pro Portion):

Kalorien: 300
Protein: 15g
Kohlenhydrate: 35g (inkl. Ballaststoffe)
Faser: 4g
Fett: 10g

Anweisungen:

1.Toasten Sie den Bagel (optional): Schneiden Sie den Vollkornbagel in zwei Hälften. Rösten Sie die Bagelhälften in einem Toaster oder Toaster bis zur gewünschten Knusprigkeit.
2. Den Frischkäse verteilen: Während der Bagel toastet (falls gewünscht), den fettreduzierten Frischkäse auf beide gerösteten Hälften des Bagels verteilen.
3. Lachs schichten: Die Räucherlachsscheiben auf dem Frischkäse anrichten.
4. Würzen (optional): Für zusätzlichen Geschmack mit einer Prise frisch gemahlenem schwarzem Pfeffer bestreuen.
5. Garnierung (optional): Fügen Sie Gurkenscheiben, Zitronenspalten, Kapern oder frischen Dill hinzu, um dem Ganzen einen optischen Reiz und eine zusätzliche Geschmacksdimension zu verleihen.

Tipps:

Für eine leichtere Variante verwenden Sie nur eine Scheibe des Vollkornbagels.

Experimentieren Sie für zusätzliche Abwechslung mit verschiedenen Frischkäse-Geschmacksrichtungen wie Schnittlauch und Zwiebeln oder Gartengemüse.

Wenn Sie eine wärmere Variante bevorzugen, erhitzen Sie den Räucherlachs einige Sekunden lang in einer Pfanne bei schwacher Hitze, bevor Sie ihn auf den Bagel legen.

Erwägen Sie, für ein kompletteres Frühstück eine Beilage aus geschnittenen Tomaten oder einem kleinen gemischten grünen Salat hinzuzufügen.

Genießen Sie dieses proteinreiche und schmackhafte Frühstück, das sowohl sättigend als auch diabetikerfreundlich ist.

Dieses proteinreiche Putenwurst-Rührei ist eine köstliche und nahrhafte Frühstücksoption für Menschen mit Diabetes nach 50. Vollgepackt mit magerem Protein aus Putenwurst und Gemüse bietet es eine zufriedenstellende Geschmacksbalance und sorgt dafür, dass Sie sich länger satt fühlen.

Vorbereitungszeit: 10 Minuten,
Kochzeit: 15 Minuten

Zutaten (für 1 Portion):

2 Unzen gemahlene Putenwurst
1/2 Tasse gehacktes Gemüse (Paprika, Zwiebeln, Pilze, Spinat usw.)
2 große Eier
1 Esslöffel Olivenöl oder Butter
Salz und schwarzer Pfeffer nach Geschmack
Optional: Gehackte frische Kräuter wie Schnittlauch oder Petersilie (zum Garnieren)
Optional: 1/4 Tasse geriebener Käse (fettarmer Cheddar, Mozzarella usw.)

Nährwertangaben (ungefähre Werte pro Portion):**

Kalorien: 300
Protein: 20g
Kohlenhydrate: 10g (inkl. Ballaststoffe)
Ballaststoffe: 2g
Fett: 15g

Anweisungen:

1. Bereiten Sie das Gemüse vor: Waschen und hacken Sie das ausgewählte Gemüse.
2. Die Wurst kochen: Olivenöl oder Butter in einer beschichteten Pfanne bei mittlerer Hitze erhitzen. Fügen Sie die gemahlene Putenwurst hinzu und kochen Sie sie, bis sie braun und zerkrümelt ist. Brechen Sie sie dabei mit einem Spatel auf.
3. Das Gemüse anbraten: Sobald die Wurst gar ist, das gehackte Gemüse in die Pfanne geben und weitere 3–5 Minuten kochen, oder bis es weich ist.
4. Eier verquirlen: In einer separaten Schüssel die beiden Eier mit einer Prise Salz und Pfeffer verquirlen.
5. Rühreier: Die Brühwurst und das Gemüse auf eine Seite der Pfanne schieben. Gießen Sie die verquirlte Eiermischung in die leere Seite der Pfanne. Sobald die Eier fest werden, rühren Sie sie zusammen mit der Brühwurst und dem Gemüse vorsichtig

mit einem Spatel um, bis die gewünschte Konsistenz erreicht ist (weiches Rührei oder etwas fester).

6. Käse (optional): Wenn Sie Käse verwenden, streuen Sie den geriebenen Käse über die Rühreimischung und lassen Sie ihn einige Sekunden lang schmelzen.

7. Servieren: Das gekochte Putenwurst-Rührei auf einen Teller geben.

8. Garnierung (optional): Für einen Hauch von zusätzlichem Geschmack und Farbe mit gehackten frischen Kräutern wie Schnittlauch oder Petersilie bestreuen.

Tipps:

Experimentieren Sie ganz nach Ihren Vorlieben mit verschiedenen Gemüsesorten. Einige gute Optionen sind gehackter Brokkoli, Zucchini oder Kirschtomaten.

Für zusätzliche Proteine und gesunde Fette können Sie neben der Putenwurst eine kleine Menge gekochten, zerbröckelten Tofu zerbröseln und kochen.

Dieses Rezept ist leicht anpassbar. Fügen Sie der verquirlten Eimischung einen Schuss fettarme Milch oder Sahne hinzu, um eine cremigere Konsistenz zu erhalten.

Übrig gebliebenes Putenwurst-Rührei kann in einem luftdichten Behälter im Kühlschrank bis zu 2 Tage aufbewahrt werden. Vor dem Servieren vorsichtig in einer Pfanne bei schwacher Hitze erhitzen.

Genießen Sie dieses herzhafte und proteinreiche Frühstücks-Rührei, das Ihre Diabetes-Managementziele unterstützt!

Dieses lebendige Tofu-Rührei ist eine köstliche und diabetikerfreundliche Frühstücksoption, insbesondere für diejenigen, die sich pflanzlich ernähren. Vollgepackt mit Protein aus Tofu und dem Guten von Gemüse bietet es einen sättigenden und geschmackvollen Start in den Tag und kontrolliert gleichzeitig den Blutzuckerspiegel.

Zutaten (für 1 Portion):
4 Unzen fester Tofu, abgetropft und gepresst
1/2 Tasse gehacktes Gemüse (Paprika, Zwiebeln, Pilze, Spinat usw.)
1/4 Teelöffel Kurkumapulver
1 Esslöffel Nährhefe (optional, für zusätzlichen Käsegeschmack)
1 Esslöffel Olivenöl oder Avocadoöl
Salz und schwarzer Pfeffer nach Geschmack
Optional: Gehackte frische Kräuter wie Koriander oder Petersilie (zum Garnieren)
Optional: 1/4 Tasse gehackte Kirschtomaten oder gehackte sonnengetrocknete Tomaten (für zusätzlichen Geschmack)

Nährwertangaben (ungefähre Werte pro Portion):

Kalorien: 250
Protein: 15g
Kohlenhydrate: 15g (inkl. Ballaststoffe)
Ballaststoffe: 3g
Fett: 10g

Anweisungen:
1. Bereiten Sie den Tofu vor: Lassen Sie den Tofu abtropfen und drücken Sie überschüssige Feuchtigkeit mit einer Tofupresse heraus oder legen Sie ihn 15 bis 20 Minuten lang zwischen zwei saubere Tücher mit einem schweren Gegenstand darauf.
2. Den Tofu zerbröckeln: Nach dem Pressen den Tofu mit einer Gabel oder den Händen in kleine Stücke zerbröseln.
3. Bereiten Sie das Gemüse vor: Waschen und hacken Sie das ausgewählte Gemüse.
4. Gemüse kochen: Olivenöl oder Avocadoöl in einer beschichteten Pfanne bei mittlerer Hitze erhitzen. Fügen Sie das gehackte Gemüse hinzu und kochen Sie es 3–5 Minuten lang oder bis es weich ist.
5. Fügen Sie die Gewürze hinzu: Streuen Sie das Kurkumapulver und die Nährhefe (falls verwendet) über das Gemüse und rühren Sie es um, bis es bedeckt ist.
6. Tofu anbraten: Den zerbröselten Tofu mit dem Gemüse in die Pfanne geben und unter gelegentlichem Rühren weitere 5–7 Minuten kochen lassen, bis der Tofu leicht gebräunt und durchgewärmt ist.

7. Nach Geschmack würzen: Mit Salz und schwarzem Pfeffer abschmecken.
8. Tomaten (optional): Wenn Sie Kirschtomaten oder sonnengetrocknete Tomaten verwenden, geben Sie diese in der letzten Minute des Garvorgangs in die Pfanne, um den Geschmack zu verstärken.
9. Servieren: Das gekochte Tofu-Rührei auf einen Teller geben.
10. Garnierung (optional): Für einen Hauch von Farbe und zusätzlichen Geschmack mit gehackten frischen Kräutern wie Koriander oder Petersilie bestreuen.

Tipps:

Experimentieren Sie je nach Ihren Vorlieben mit verschiedenen Gemüsesorten. Einige gute Optionen sind gehackter Brokkoli, Zucchini oder geraspelte Karotten.

Für eine cremigere Konsistenz geben Sie beim Kochen des Tofu-Rühreis einen Schuss ungesüßte Mandelmilch oder fettarme Milch in die Pfanne.

Dieses Rezept ist leicht anpassbar. Fügen Sie gerne eine Prise geräuchertes Paprika- oder Chilipulver hinzu, um dem Ganzen einen Hauch von Rauch oder einen Schuss Schärfe zu verleihen.

Übrig gebliebenes Tofu-Rührei kann in einem luftdichten Behälter im Kühlschrank bis zu 2 Tage aufbewahrt werden. Vor dem Servieren vorsichtig in einer Pfanne bei schwacher Hitze erhitzen.

Genießen Sie dieses pflanzliche und aromatische Tofu-Rührei, das sowohl köstlich als auch diabetikerfreundlich ist.

Diese Linsensuppe mit Vollkornbrot ist eine protein- und ballaststoffreiche Frühstücksoption, die sich perfekt für Diabetiker ab 50 eignet. Vollgepackt mit dem Guten von Linsen und Gemüse bietet sie einen warmen und sättigenden Start in den Tag und fördert gleichzeitig einen gesunden Blutzuckerspiegel Kontrolle.

Vorbereitungszeit: 15 Minuten.
Kochzeit: 45-50 Minuten.

Zutaten (für 2 Portionen):

1 Tasse trockene braune Linsen, abgespült
4 Tassen Gemüsebrühe
1 Tasse gehacktes Gemüse (Karotten, Sellerie, Zwiebeln usw.)
1 Knoblauchzehe, gehackt
1 Lorbeerblatt
1/2 Teelöffel gemahlener Kreuzkümmel
1/4 Teelöffel getrockneter Thymian
Salz und schwarzer Pfeffer nach Geschmack
2 Scheiben Vollkornbrot, geröstet (optional)

Nährwertangaben (ungefähre Werte pro Portion):

Kalorien: 350
Protein: 18g
Kohlenhydrate: 45g (inkl. Ballaststoffe)
Ballaststoffe: 15g
Fett: 5g

Anweisungen:

1. Bereiten Sie das Gemüse vor: Waschen und hacken Sie das ausgewählte Gemüse (Karotten, Sellerie, Zwiebeln sind eine gute Basis, Sie können gerne auch andere Gemüsesorten wie gehackte Paprika oder Zucchini hinzufügen). Die Knoblauchzehe fein hacken.
2. Linsen kochen: In einem mittelgroßen Topf die abgespülten Linsen, die Gemüsebrühe, das gehackte Gemüse, das Lorbeerblatt, den Kreuzkümmel und den Thymian vermischen. Zum Kochen bringen, dann die Hitze reduzieren und 45–50 Minuten köcheln lassen, oder bis die Linsen weich sind. In den letzten Minuten der Garzeit mit Salz und Pfeffer abschmecken.

3. Toasten Sie das Brot (optional): Während die Suppe köchelt, rösten Sie die Vollkornbrotscheiben in einem Toaster oder Toasterofen bis zur gewünschten Knusprigkeit.
4. Servieren: Sobald die Linsen gar sind, das Lorbeerblatt entfernen. Die heiße Suppe in Schüsseln füllen.
5. Genießen: Servieren Sie die Linsensuppe mit einer Scheibe geröstetem Vollkornbrot für ein komplettes und sättigendes Frühstück.

Tipps:

Für mehr Eiweiß und Cremigkeit können Sie vor dem Servieren etwa 1/4 Tasse gekochte Linsen in die Suppe pürieren.

Passen Sie das Gemüse gerne nach Ihren Wünschen an. Gehackter Spinat oder Grünkohl können in den letzten Minuten des Garvorgangs für zusätzliches Grün hinzugefügt werden.

Übrig gebliebene Linsensuppe kann in einem luftdichten Behälter im Kühlschrank bis zu 3 Tage aufbewahrt werden. Vor dem Servieren in einem Topf bei schwacher Hitze vorsichtig erhitzen.

Für eine schnellere Variante verwenden Sie vorgekochte Linsen, um die Garzeit zu verkürzen. Suchen Sie danach im Kühlregal Ihres Lebensmittelladens.

Für einen zusätzlichen Geschmack können Sie vor dem Servieren eine Prise gehackte frische Kräuter wie Petersilie oder Koriander hinzufügen.

Genießen Sie diese herzhafte und nahrhafte Linsensuppe mit Vollkornbrot für ein köstliches und diabetesfreundliches Frühstück, das Ihren Körper mit Energie versorgt.

Diese schnelle und einfache Kombination bietet eine protein- und fettreiche Frühstücksoption, die für die Diabetes-Behandlung nach 50 geeignet ist. Vollgepackt mit Protein aus hartgekochten Eiern und den gesunden Fetten der Avocado sorgt es dafür, dass Sie sich länger satt fühlen und gleichzeitig einen sättigenden Start ins Leben haben dein Tag.

Vorbereitungszeit: 15 Minuten.
Kochzeit: 10 Minuten.

Zutaten (für 1 Portion):

2 große Eier
1/2 reife Avocado, geschält und in Scheiben geschnitten
Prise Salz und frisch gemahlener schwarzer Pfeffer (optional)
Optional: Spritzen Sie frischen Zitronensaft (um eine Bräunung der Avocado zu verhindern)
Optional: Gehackte frische Kräuter wie Schnittlauch oder Petersilie (zum Garnieren)

Nährwertangaben (ungefähre Werte pro Portion):

Kalorien: 300
Protein: 12g
Kohlenhydrate: 9 g (einschließlich Ballaststoffe)
Ballaststoffe: 5g
Fett: 20g

Anweisungen:

1. Eier hart kochen: Die Eier in einen Topf geben und mit kaltem Wasser bedecken. Bringen Sie das Wasser bei starker Hitze zum Kochen. Sobald es kocht, nehmen Sie die Pfanne vom Herd, decken Sie sie mit einem Deckel ab und lassen Sie die Eier 10–12 Minuten lang im heißen Wasser ruhen, um ein halbgekochtes Eigelb zu erhalten. Für ein weicheres Eigelb die Ruhezeit verkürzen. Wenn Sie ein härteres Eigelb bevorzugen, verlängern Sie die Ruhezeit um einige Minuten.
2. Kühlen Sie die Eier ab: Nehmen Sie die Eier nach dem Kochen aus dem heißen Wasser und legen Sie sie sofort in eine Schüssel mit Eiswasser, um den Kochvorgang zu stoppen. Lassen Sie die Eier vor dem Schälen mindestens 10 Minuten lang vollständig abkühlen.

3. Bereiten Sie die Avocado vor: Schälen Sie die Avocado und schneiden Sie sie in dünne Spalten oder in die gewünschte Form. Mit etwas Zitronensaft beträufeln (optional), um eine Bräunung zu verhindern.

4. Eier schälen: Sobald die Eier abgekühlt sind, schälen Sie sie, indem Sie die Schale rundherum vorsichtig aufbrechen und dann unter fließendem Wasser abziehen, um das Entfernen zu erleichtern.

5.Zusammensetzen: Die geschnittene Avocado auf einem Teller anrichten. Die geschälten Eier auf die Avocadoscheiben legen.

6. Würzen (optional): Mit einer Prise Salz und frisch gemahlenem schwarzem Pfeffer abschmecken.

7. Garnierung (optional): Für einen Hauch von Farbe und zusätzlichen Geschmack eine Prise gehackte frische Kräuter wie Schnittlauch oder Petersilie hinzufügen.

Tipps:

Für eine cremigere Avocado wählen Sie eine reife Avocado, die bei leichtem Druck leicht nachgibt.

Wenn Sie ein wärmeres Frühstück bevorzugen, spülen Sie die geschälten Eier vor dem Servieren kurz unter warmem Wasser ab.

Dieses Rezept ist leicht anpassbar. Fügen Sie für zusätzliche Geschmacksvariationen gerne eine Prise Everything Bagel Seasoning oder einen Spritzer Ihrer Lieblings-Hot-Sauce hinzu.

Für ein umfassenderes Frühstück servieren Sie die hartgekochten Eier und Avocadoscheiben mit einer Beilage Vollkorntoast oder einem kleinen gemischten grünen Salat.

Genießen Sie dieses einfache und proteinreiche Frühstück, das sowohl lecker als auch diabetikerfreundlich ist.

Diese Frühstücks-Burrito-Bowl ist eine unterhaltsame und anpassbare, diabetikerfreundliche Frühstücksoption und bietet eine köstliche Mischung aus Eiweiß, Ballaststoffen und gesunden Fetten. Vollgepackt mit Rührei, Gemüse und Füllungen Ihrer Wahl können Sie es an Ihre Vorlieben anpassen und gleichzeitig den Blutzucker kontrollieren.

Zutaten (für 1 Portion):

Base:
1/2 Tasse gekochter brauner Reis (oder Quinoa für zusätzliches Protein)
Eiweiß:
2 große Eier, Rührei (oder zerkleinerte gekochte Hähnchen-/Putenbrust)
Gemüse:
1/2 Tasse gehacktes Gemüse (Paprika, Zwiebeln, Pilze, Spinat usw.)
Gesunde Fette:
1/4 Avocado, in Scheiben geschnitten
Toppings (wählen Sie Ihre Favoriten):
Salsa oder Pico de Gallo
Gehackter frischer Koriander oder Petersilie
Fettarmer geriebener Käse
Scharfe Soße (optional)
Klecks griechischer Naturjoghurt (optional, für zusätzliches Protein)

Nährwertangaben (ungefähre Werte pro Portion, variieren je nach ausgewählten Zutaten):

Kalorien: 350-450
Protein: 15-20g
Kohlenhydrate: 30–40 g (einschließlich Ballaststoffe)
Ballaststoffe: 5–10 g
Fett: 10-15g

Anweisungen:

1. Braunen Reis (oder Quinoa) kochen: Wenn Sie braunen Reis verwenden, bereiten Sie ihn gemäß den Anweisungen in der Packung zu. Quinoa ist normalerweise in 15–20 Minuten gar. Während der Reis oder die Quinoa kocht, fahren Sie mit den nächsten Schritten fort.

2. Rühren Sie die Eier (oder bereiten Sie Protein zu): Rühren Sie zwei Eier in einer Pfanne mit etwas Olivenöl oder Butter. Alternativ können Sie auch vorgegarte Hähnchen- oder Putenbrust zerkleinern, um eine andere Proteinoption zu erhalten.

3. Das Gemüse anbraten (optional): Eine separate Pfanne mit etwas Olivenöl oder Butter erhitzen. Das gehackte Gemüse Ihrer Wahl anbraten, bis es weich ist (optional).

4. Schüssel zusammenstellen: In einer Schüssel den gekochten braunen Reis oder Quinoa als Basis verteilen. Die Rühreier (oder das zubereitete Protein) darauf schichten. Fügen Sie das sautierte Gemüse (falls verwendet) und die geschnittene Avocado hinzu.

5. Der krönende Abschluss: Wählen Sie Ihre Lieblings-Toppings! Salsa, gehackte frische Kräuter, fettarmer geriebener Käse, scharfe Soße (optional) oder ein Klecks griechischer Naturjoghurt (optional) sind tolle Optionen.

Tipps:

Experimentieren Sie ruhig mit verschiedenen Gemüsesorten und Proteinquellen. Gehackte Süßkartoffeln, schwarze Bohnen oder zerbröckelter Tofu sind köstliche Ergänzungen.

Für die Zubereitung einer Mahlzeit kochen Sie den braunen Reis oder die Quinoa und verrühren Sie die Eier im Voraus. Bewahren Sie sie in separaten luftdichten Behältern bis zu 3 Tage im Kühlschrank auf. Stellen Sie Ihre Schüssel jeden Morgen frisch zusammen.

Dieses Rezept ist leicht anpassbar. Passen Sie Portionsgrößen und Beläge an Ihre Kalorien- und Ernährungsbedürfnisse an.

Für eine vegetarische Variante lassen Sie das Fleisch weg und fügen stattdessen schwarze Bohnen oder Linsen hinzu, um zusätzliche Proteine und Ballaststoffe zu erhalten.

Genießen Sie diese vielseitige und geschmackvolle Frühstücks-Burrito-Bowl, die sowohl sättigend als auch diabetikerfreundlich ist.

Diese proteinreiche Frittata ist eine herzhafte und schmackhafte Frühstücksoption, ideal für Diabetiker. Vollgepackt mit schwarzen Bohnen, Gemüse und Eiern bietet es ein ausgewogenes Verhältnis von Eiweiß, Ballaststoffen und gesunden Fetten, damit Sie sich satt fühlen und den Blutzuckerspiegel regulieren.

Zutaten (für 4 Portionen):
1 Esslöffel Olivenöl
1 kleine Zwiebel, gewürfelt
1 Knoblauchzehe, gehackt
1 Paprika (rot, gelb oder orange), gehackt
1 Tasse gehacktes Gemüse (Brokkoli, Zucchini, Pilze usw.)
1 (15 Unzen) Dose schwarze Bohnen, abgespült und abgetropft
8 große Eier
1/2 Tasse Milch (ungesüßte Mandelmilch oder fettarme Milch)
1/4 Tasse geriebener Cheddar-Käse (optional)
1/4 Tasse zerbröselter Feta-Käse (optional)
1/4 Tasse gehackte frische Kräuter (Petersilie, Koriander oder Schnittlauch)
Salz und frisch gemahlener schwarzer Pfeffer nach Geschmack

Nährwertangaben (ungefähre Werte pro Portion):

Kalorien: 300
Protein: 18g
Kohlenhydrate: 25g (inkl. Ballaststoffe)
Ballaststoffe: 5g
Fett: 15g

Anweisungen:
1. Backofen vorheizen: Heizen Sie Ihren Backofen auf 375 °F (190 °C) vor. Fetten Sie eine ofenfeste 9-Zoll-Pfanne oder Kuchenform leicht ein.
2. Das Gemüse anbraten: Erhitzen Sie das Olivenöl in Ihrer Pfanne bei mittlerer Hitze. Die gewürfelte Zwiebel dazugeben und 2-3 Minuten kochen lassen, bis sie weich ist. Fügen Sie den gehackten Knoblauch hinzu und kochen Sie ihn eine weitere Minute lang, bis er duftet.
3. Paprika und anderes Gemüse hinzufügen: Geben Sie die gehackte Paprika und das von Ihnen gewählte zusätzliche Gemüse (Brokkoli, Zucchini, Pilze usw.) in die Pfanne. Weitere 5-7 Minuten kochen lassen oder bis das Gemüse weich ist.
4. Schwarze Bohnen einrühren: Die abgespülten und abgetropften schwarzen Bohnen in die Pfanne geben und eine weitere Minute kochen lassen, um sie durchzuwärmen.

5. Eier und Milch verquirlen: In einer großen Schüssel Eier und Milch (ungesüßte Mandelmilch oder fettarme Milch) verquirlen, bis alles gut vermischt ist. Mit einer Prise Salz und schwarzem Pfeffer würzen.

6. Frittata zusammenstellen: Die verquirlte Eiermischung über das gekochte Gemüse und die schwarzen Bohnen in der Pfanne gießen. Mit geriebenem Cheddar-Käse (optional) und zerbröckeltem Feta-Käse (optional) bestreuen.

7. Backen: Backen Sie eine Frittata im vorgeheizten Ofen 25–30 Minuten lang oder bis die Eier fest sind und die Mitte nicht mehr wackelt. Ein in der Mitte eingeführter Zahnstocher sollte sauber herauskommen.

8. Garnieren und servieren: Nach dem Garen die Frittata aus dem Ofen nehmen und einige Minuten leicht abkühlen lassen. Vor dem Servieren mit gehackten frischen Kräutern wie Petersilie, Koriander oder Schnittlauch garnieren.

Tipps:

Experimentieren Sie ganz nach Ihren Vorlieben mit verschiedenen Gemüsesorten. Gehackter Spinat oder Kirschtomaten können in den letzten Minuten des Garvorgangs hinzugefügt werden.

Für eine vegetarische Variante lassen Sie den Feta-Käse weg.

Um dieses Rezept im Voraus zuzubereiten, bereiten Sie die Frittata am Vorabend zu und backen Sie sie. Lassen Sie es vollständig abkühlen und bewahren Sie es dann bis zu 3 Tage in einem luftdichten Behälter im Kühlschrank auf. Vor dem Servieren vorsichtig in einer Pfanne bei schwacher Hitze erhitzen.

Übrig gebliebene Frittata-Scheiben können zum Frühstück, Mittagessen oder als leichtes Abendessen genossen werden.

Genießen Sie diese köstliche und diabetikerfreundliche Frittata mit schwarzen Bohnen und Gemüse für ein sättigendes und proteinreiches Frühstück.

Dieses Rezept kombiniert die Proteinkraft von Tofu mit dem würzigen Kick von Kimchi für ein köstliches und luftfrittiertes Frühstücks-Rührei, perfekt für eine diabetikerfreundliche Ernährung. Es ist schnell, einfach zuzubereiten und bietet einen zufriedenstellenden Start in den Tag.

Zutaten (für 1 Portion):
4 Unzen fester Tofu, abgetropft und gepresst
1/2 Tasse gehacktes Kimchi
1 Esslöffel natriumarme Sojasauce (oder Tamari)
1 Esslöffel gehackte Frühlingszwiebeln
1/2 Teelöffel geröstetes Sesamöl
1/4 Teelöffel Sriracha (optional, für zusätzliche Würze)
Salz und frisch gemahlener schwarzer Pfeffer nach Geschmack
Optional: Gehackter frischer Koriander oder Petersilie (zum Garnieren)

Nährwertangaben (ungefähre Werte pro Portion):

Kalorien: 250
Protein: 15g
Kohlenhydrate: 10g (inkl. Ballaststoffe)
Ballaststoffe: 2g
Fett: 12g

Anweisungen:

1. Bereiten Sie den Tofu vor: Lassen Sie den festen Tofu abtropfen und drücken Sie ihn aus, um überschüssige Feuchtigkeit zu entfernen. Das Pressen ist optional, sorgt aber für eine krümeligere Konsistenz. Sie können den Tofu 15–20 Minuten lang zwischen zwei sauberen Tüchern mit einem schweren Gegenstand darauf drücken.
2. Den Tofu zerbröckeln: Nach dem Pressen (oder auch ohne Pressen) den Tofu mit einer Gabel oder den Händen in kleine Stücke zerbröseln.
3. Kimchi hacken: Das Kimchi in mundgerechte Stücke schneiden.
4. Kombinieren Sie die Saucenzutaten: In einer kleinen Schüssel die natriumarme Sojasauce (oder Tamari), geröstetes Sesamöl und Sriracha (falls verwendet) verquirlen. Mit einer Prise Salz und schwarzem Pfeffer abschmecken.
5. Heißluftfritteuse vorheizen (optional): Wenn Ihre Heißluftfritteuse über eine Vorheizeinstellung verfügt, heizen Sie sie einige Minuten lang auf 400 °F (200 °C) vor, während Sie den Rest vorbereiten.

6. Zutaten in einer Schüssel vermischen: In einer Schüssel den zerbröckelten Tofu, das gehackte Kimchi und die vorbereitete Saucenmischung vermengen.

7. Luftfrittieren: Geben Sie die Tofu-Kimchi-Mischung in den Korb Ihrer Heißluftfritteuse und verteilen Sie sie in einer einzigen Schicht, um ein gleichmäßiges Garen zu gewährleisten. 10–12 Minuten lang bei 200 °C (400 °F) frittieren, dabei den Korb nach der Hälfte der Zeit schütteln, um eine gleichmäßige Bräunung zu gewährleisten.

8. Garnierung (optional): Nach dem Garen mit gehackten Frühlingszwiebeln und frischem Koriander oder Petersilie (optional) bestreuen, um einen Hauch von Farbe und Frische zu verleihen.

Tipps:

Experimentieren Sie mit verschiedenen Kimchi-Sorten für unterschiedliche Würzgrade. Wenn Sie hitzeempfindlich sind, entscheiden Sie sich für milderes Kimchi.

Wenn Ihre Heißluftfritteuse keine Vorheizfunktion hat, geben Sie einfach die Tofu-Kimchi-Mischung in den Korb und lassen Sie sie 10–12 Minuten lang garen.

Für eine cremigere Konsistenz geben Sie der Tofu-Kimchi-Mischung vor dem Luftfrittieren einen Schuss ungesüßte Mandelmilch oder fettarme Milch hinzu.

Übrig gebliebenes luftfrittiertes Tofu-Rührei kann in einem luftdichten Behälter im Kühlschrank bis zu 2 Tage aufbewahrt werden. Vor dem Servieren vorsichtig in einer Pfanne bei schwacher Hitze erhitzen.

Genießen Sie dieses proteinreiche und aromatische Rührei aus luftgebratenem Tofu mit Kimchi für ein köstliches und diabetikerfreundliches Frühstück.

Diese Vollkornpfannkuchen sind eine perfekte diabetikerfreundliche Frühstücksoption und bieten ein ausgewogenes Verhältnis von Eiweiß und Ballaststoffen, ohne Kompromisse beim Geschmack einzugehen. Vollgepackt mit Vollkornprodukten und garniert mit Nussbutter und Samen helfen sie dabei, den Blutzuckerspiegel zu regulieren und dafür zu sorgen, dass Sie sich länger satt fühlen.

Zutaten (für ca. 6 Pfannkuchen):

1 Tasse Vollkornmehl (oder eine Mischung aus Vollkorn- und Allzweckmehl)
1 Esslöffel Backpulver
1/4 Teelöffel Salz
1 1/2 Tassen ungesüßte Mandelmilch (oder Milch Ihrer Wahl)
1 großes Ei
1 Esslöffel geschmolzene ungesalzene Butter oder Kokosöl (optional)
1/4 Tasse zerdrückte Banane (optional, für zusätzliche Süße und Feuchtigkeit)

Für Beläge:
2-3 Esslöffel Ihrer Lieblingsnussbutter (Mandel, Erdnuss, Cashew usw.)
1/4 Tasse gemischte Nüsse und Samen (gehackte Walnüsse, Mandeln, Pekannüsse, Chiasamen, Leinsamen usw.)

Nährwertangaben (ungefähre Werte pro Pfannkuchen):

Kalorien: 200 (kann je nach Nussbutter und Topping variieren)
Protein: 5g
Kohlenhydrate: 28g (inkl. Ballaststoffe)
Ballaststoffe: 5g
Fett: 7g

Anweisungen:

1. Trockene Zutaten: In einer großen Schüssel das Vollkornmehl (oder die Mehlmischung), das Backpulver und das Salz verrühren.
2. Nasse Zutaten: In einer separaten Schüssel Mandelmilch, Ei, geschmolzene Butter (oder Kokosöl, falls verwendet) und zerdrückte Banane (falls verwendet) verquirlen.
3. Nass und trocken kombinieren: Die feuchten Zutaten zu den trockenen Zutaten gießen und vorsichtig verrühren, bis sich alles gerade vermischt hat. Nicht zu viel mischen, ein paar Klumpen sind in Ordnung.

4. Bereiten Sie Ihre Beläge vor: Während die Grillplatte aufheizt, messen Sie die gewünschte Nussbutter ab und hacken oder sammeln Sie die gemischten Nüsse und Samen, um die Pfannkuchen zu belegen.

5. Pfannkuchen backen: Eine leicht gefettete Grillplatte oder eine beschichtete Pfanne bei mittlerer Hitze erhitzen. Sobald es heiß ist, gießen Sie etwa 1/4 Tasse Teig pro Pfannkuchen.

6.Kochen und umdrehen: Die Pfannkuchen auf jeder Seite 2-3 Minuten backen, oder bis sie goldbraun sind und Blasen auf der Oberfläche erscheinen. Drehen Sie die Pfannkuchen vorsichtig mit einem Spatel um und lassen Sie sie weitere 1–2 Minuten backen, bis sie gar sind.

7. Servieren: Legen Sie Ihre Pfannkuchen auf Teller und verteilen Sie die Nussbutter Ihrer Wahl auf jedem Pfannkuchen. Mit der gewünschten Mischung aus gehackten Nüssen und Samen bestreuen.

Tipps:

Für einen dickeren Pfannkuchen etwas weniger Milch im Teig verwenden. Für einen dünneren Pfannkuchen etwas mehr Milch verwenden. Passen Sie es nach Ihren Wünschen an.

Experimentieren Sie ruhig mit verschiedenen Nussbuttersorten für unterschiedliche Geschmacksprofile.

Wenn Sie kein Bananenpüree haben, können Sie es durch 1 Esslöffel Ahornsirup oder Honig für zusätzliche Süße ersetzen (achten Sie bei der Diabetes-Behandlung auf die Zuckeraufnahme).

Um dieses Rezept im Voraus zuzubereiten, bereiten Sie den Pfannkuchenteig am Vorabend zu und bewahren Sie ihn in einem luftdichten Behälter im Kühlschrank auf. Morgens erhitzen Sie einfach Ihre Grillplatte und backen die Pfannkuchen nach Anleitung.

Übrig gebliebene Pfannkuchen können in einem luftdichten Behälter im Kühlschrank bis zu 2 Tage aufbewahrt werden. Erhitzen Sie sie vor dem Servieren vorsichtig in einem Toaster oder einer Pfanne.

Genießen Sie diese köstlichen und diabetikerfreundlichen Vollkornpfannkuchen mit einem Protein- und Ballaststoffschub durch Nussbutter und Samen.

Overnight Oats mit Nüssen und Samen sind eine fantastische diabetikerfreundliche Frühstücksoption. Sie sind vollgepackt mit Ballaststoffen, Proteinen und gesunden Fetten und bieten so eine ausgewogene und sättigende Art, den Tag zu beginnen und gleichzeitig den Blutzuckerspiegel in den Griff zu bekommen. Hier ein leckeres Rezept:

Zutaten (für 1 Portion):

1/3 Tasse Haferflocken (altmodische oder schnelle Haferflocken)
1/2 Tasse ungesüßte Mandelmilch (oder Milch Ihrer Wahl)
1/4 Tasse griechischer Naturjoghurt (oder Chiasamen für eine vegane Variante)
1/4 Tasse gehackte Nüsse und Samen (Mandeln, Walnüsse, Pekannüsse, Chiasamen, Leinsamen usw.)
Optional:
1/4 Teelöffel gemahlener Zimt
1/4 Teelöffel Vanilleextrakt
Frische oder gefrorene Beeren (zum Garnieren)

Nährwertangaben (ungefähre Werte pro Portion):

Kalorien: 300
Protein: 10g
Kohlenhydrate: 30g (inkl. Ballaststoffe)
Faser: 6g
Fett: 10g

Anweisungen:

1. Sammeln Sie Ihre Zutaten: Kombinieren Sie in einem Glas oder Behälter mit Deckel Haferflocken, ungesüßte Mandelmilch, griechischen Joghurt (oder Chiasamen) sowie gehackte Nüsse und Samen.
2. Gewürze hinzufügen (optional): Streuen Sie gegebenenfalls gemahlenen Zimt und Vanilleextrakt darüber, um den Geschmack zu verstärken.
3. Umrühren und kühl stellen: Alles gut umrühren, um es zu vermischen. Befestigen Sie den Deckel am Glas und stellen Sie es für mindestens 6 Stunden in den Kühlschrank, idealerweise über Nacht für eine dickere Konsistenz.
4. Servieren: Nehmen Sie morgens Ihre Overnight Oats aus dem Kühlschrank. Bei Bedarf mit frischen oder gefrorenen Beeren belegen, um dem Gericht Süße, Ballaststoffe und Antioxidantien zu verleihen.

Tipps:

Experimentieren Sie ruhig mit verschiedenen Nuss- und Samenkombinationen. Kürbiskerne, Sonnenblumenkerne und Hanfsamen sind allesamt tolle Optionen.

Für eine cremigere Konsistenz können Sie morgens vor dem Servieren mehr Joghurt verwenden oder einen Schuss ungesüßte Mandelmilch hinzufügen.

Dieses Rezept ist leicht anpassbar. Fügen Sie einen Esslöffel ungesüßtes Kakaopulver für eine schokoladige Note oder eine Prise Trockenfrüchte für zusätzliche Süße hinzu.

Overnight Oats können im Voraus für ein schnelles und einfaches Frühstück zum Mitnehmen während der Woche zubereitet werden. Im Kühlschrank bleiben sie bis zu 5 Tage frisch.

Passen Sie die Portionsgrößen an Ihre Kalorien- und Ernährungsbedürfnisse an.

Genießen Sie dieses köstliche und praktische Overnight-Oats-Rezept mit Nüssen und Samen für ein diabetikerfreundliches Frühstück, das dafür sorgt, dass Sie sich satt und voller Energie fühlen.

Überprüfen Sie stets den Kohlenhydratgehalt auf den Lebensmitteletiketten und passen Sie die Portionsgrößen entsprechend an. Diese Optionen können an Ihre Vorlieben angepasst werden. Probieren Sie verschiedene Geschmackskombinationen und Zutaten aus, um köstliche und diabetesfreundliche Frühstücke zu kreieren, die Sie auf Ihrem Weg zu mehr Gesundheit nach 50 unterstützen. Vergessen Sie nicht, die Tabelle oben für eine professionelle Portionskontrolle zu überprüfen.

Kapitel 5: Lebendige Salate und leichte Mittagessen.

Bunte Salate mit Eiweiß und gesunden Fetten:

1. Lachs-Quinoa-Salat.

Dieser Lachs-Quinoa-Salat ist eine perfekte Mittagsoption für Menschen mit Diabetes nach 50. Vollgepackt mit Proteinen aus Lachs und Quinoa bietet er anhaltende Energie und hilft, den Blutzuckerspiegel zu regulieren.

Kalorien: 400 pro Portion (ungefähr)

Nährwertangaben (pro Portion):

Kalorien: 400
Protein: 25g
Kohlenhydrate: 35g (inkl. Ballaststoffe)
Ballaststoffe: 5g
Fett: 15g

Vorbereitungszeit: 15 Minuten

Zutaten:

1 Tasse gekochte Quinoa
4 Unzen gegrillter oder gebackener Lachs, in Flocken.
1/2 Tasse gehacktes Gemüse (Paprika, Gurken, Sellerie usw.).
1/4 Tasse zerbröselter Feta-Käse (optional)
2 Esslöffel Olivenöl
1 Esslöffel Zitronensaft
1/2 Teelöffel getrockneter Dill
Salz und frisch gemahlener schwarzer Pfeffer nach Geschmack
Optional: Gehackte frische Petersilie oder Koriander (zum Garnieren)

Anweisungen:

1. Quinoa kochen (falls noch nicht gekocht): Wenn Sie die Quinoa noch nicht gekocht haben, befolgen Sie die Packungsanweisungen, um 1 Tasse gekochte Quinoa zuzubereiten. Während die Quinoa kocht, fahren Sie mit den nächsten Schritten fort.
2. Den Lachs in Stücke schneiden: Sobald er gar und leicht abgekühlt ist, den Lachs in mundgerechte Stücke schneiden.
3. Bereiten Sie das Gemüse vor: Waschen und schneiden Sie das ausgewählte Gemüse (Paprika, Gurken, Sellerie usw.) in mundgerechte Stücke.
4. Zutaten vermischen: In einer großen Schüssel gekochtes Quinoa, Lachsflocken, gehacktes Gemüse und zerbröckelten Feta-Käse (falls verwendet) vermischen.
5. Bereiten Sie das Dressing zu: In einer separaten kleinen Schüssel Olivenöl, Zitronensaft und getrockneten Dill verrühren. Mit einer Prise Salz und schwarzem Pfeffer abschmecken.
6.Den Salat anrichten: Das vorbereitete Dressing über die Salatzutaten gießen und vorsichtig verrühren, bis es bedeckt ist.
7. Servieren: Den Salat anrichten und mit gehackter frischer Petersilie oder Koriander (optional) garnieren.

Genießen Sie diesen köstlichen und diabetikerfreundlichen Lachs-Quinoa-Salat für ein sättigendes und proteinreiches Mittagessen.

Dieser Thunfisch-Kichererbsen-Salat mit gerösteten roten Paprika ist eine köstliche und diabetikerfreundliche Mittagsoption. Es ist vollgepackt mit Proteinen aus Thunfisch und Kichererbsen und bietet eine sättigende und ausgewogene Mahlzeit, die dabei hilft, den Blutzuckerspiegel zu kontrollieren. Die Zugabe gerösteter roter Paprika sorgt für einen Hauch von Süße und lebendiger Farbe.

Zutaten:

1 (5 Unzen) Dose Thunfisch, in Olivenöl verpackt, abgetropft und in Flocken geschnitten
1 (15 Unzen) Dose Kichererbsen, abgespült und abgetropft
1/2 Tasse gehackte geröstete rote Paprika (aus dem Glas oder frisch geröstet)
1/4 Tasse gehackte rote Zwiebel
1/2 Tasse gehackte frische Petersilie
¼ Tasse gehackter Sellerie (optional)
2 Esslöffel natives Olivenöl extra
1 Esslöffel frisch gepresster Zitronensaft (oder weißer Essig)
Salz und frisch gemahlener schwarzer Pfeffer nach Geschmack

Nährwertangaben (ungefähre Werte pro Portion):

Kalorien: 350
Protein: 20g
Kohlenhydrate: 30g (inkl. Ballaststoffe)
Faser: 7g
Fett: 15g

Anweisungen:

1. Bereiten Sie die Zutaten vor: Lassen Sie den Thunfisch abtropfen und zerkleinern Sie ihn. Die Kichererbsen abspülen und abtropfen lassen. Die gerösteten roten Paprika, die rote Zwiebel, die frische Petersilie und den Sellerie (falls verwendet) hacken.
2. In einer Schüssel vermischen: In einer großen Schüssel Thunfischflocken, Kichererbsen, gehackte geröstete rote Paprika, rote Zwiebeln und Petersilie vermischen.
3. Bereiten Sie das Dressing zu: In einer separaten kleinen Schüssel Olivenöl, Zitronensaft (oder Essig), Salz und Pfeffer nach Geschmack verrühren.
4.Den Salat anrichten: Das vorbereitete Dressing über die Salatzutaten gießen und vorsichtig umrühren, um alles gleichmäßig zu bedecken.

5. Servieren: Genießen Sie den Thunfisch-Kichererbsen-Salat pur oder servieren Sie ihn auf einem Salatbett für ein leichtes Salatmittagessen.

Tipps:

Für eine cremigere Konsistenz zerdrücken Sie etwa 1/4 Tasse der gekochten Kichererbsen, bevor Sie sie zum Salat geben.

Passen Sie das Gemüse gerne nach Ihren Wünschen an. Gehackte Gurken, Zucchini oder gehackte Paprika jeder Farbe wären köstliche Ergänzungen.

Wenn Sie keine gerösteten roten Paprika zur Hand haben, können Sie abgetropften und gehackten Piment aus einem Glas verwenden.

Übrig gebliebener Thunfisch-Kichererbsen-Salat kann in einem luftdichten Behälter im Kühlschrank bis zu 3 Tage aufbewahrt werden. Vor dem Servieren leicht erwärmen (nicht empfohlen, am besten gekühlt genießen).

Dieser proteinreiche und aromatische Salat ist eine perfekte diabetikerfreundliche Mittagsoption, die sowohl köstlich als auch sättigend ist. Genießen.

Dieser griechische Hühnersalat bietet eine köstliche Variante eines Klassikers und eignet sich perfekt für ein diabetikerfreundliches Mittagessen. Vollgepackt mit Protein aus Huhn, enthält es frisches Gemüse, Oliven und ein aromatisches griechisches Dressing für eine sättigende und ausgewogene Mahlzeit, die dabei hilft, den Blutzuckerspiegel zu kontrollieren.

Zutaten:

3 Tassen gekochte und gehackte Hähnchenbrust (gegrillt, gebacken oder pochiert)
1 Tasse gewürfelte Gurke
1 Tasse gehackte Kirschtomaten
1/2 Tasse zerbröselter Feta-Käse
1/4 Tasse Kalamata-Oliven, in Scheiben geschnitten
1/4 Tasse gehackte rote Zwiebel
1/4 Tasse gehackte frische Petersilie

Für das griechische Dressing:
2 Esslöffel Olivenöl
1 Esslöffel Zitronensaft
1/2 Teelöffel getrockneter Oregano
1/4 Teelöffel getrockneter Dill
1 Knoblauchzehe, gehackt
Salz und frisch gemahlener schwarzer Pfeffer nach Geschmack

Nährwertangaben (ungefähre Werte pro Portion):

Kalorien: 400
Protein: 30g
Kohlenhydrate: 20g (inkl. Ballaststoffe)
Ballaststoffe: 5g
Fett: 20g

Anweisungen:

1. Bereiten Sie das Hähnchen vor: Kochen Sie die Hähnchenbrust mit Ihrer bevorzugten Methode (Grillen, Backen oder Pochieren), bis sie gar ist. Nach dem Abkühlen das Hähnchen in mundgerechte Stücke schneiden.
2. Das Gemüse hacken: Gurke, Kirschtomaten und rote Zwiebel würfeln.

3. Zutaten kombinieren: In einer großen Schüssel das gehackte Hähnchen, die Gurkenwürfel, die Kirschtomaten, den zerbröckelten Feta-Käse, die geschnittenen Kalamata-Oliven, die gehackten roten Zwiebeln und die gehackte frische Petersilie vermischen.

4. Bereiten Sie das griechische Dressing zu: In einer separaten kleinen Schüssel Olivenöl, Zitronensaft, getrockneten Oregano, getrockneten Dill, gehackten Knoblauch, Salz und schwarzen Pfeffer nach Geschmack verrühren.

5.Den Salat anrichten: Das vorbereitete griechische Dressing über die Salatzutaten gießen und vorsichtig umrühren, um alles gleichmäßig zu bedecken.

6. Servieren: Genießen Sie den griechischen Hühnersalat auf einem Salatbett als leichtes Salatmittagessen oder servieren Sie ihn eingewickelt in Vollkorn-Fladenbrot.

Tipps:

Für noch mehr Cremigkeit können Sie etwa 1/4 Tasse gekochte Kichererbsen oder weiße Bohnen pürieren und zum Salat geben.

Passen Sie das Gemüse gerne Ihren Vorlieben an. Gehackte Paprika, Zucchini oder gehackter Spinat wären köstliche Ergänzungen.

Wenn Sie keine Kalamata-Oliven haben, können Sie stattdessen gehackte grüne Oliven verwenden.

Übrig gebliebener griechischer Hühnersalat kann in einem luftdichten Behälter im Kühlschrank bis zu 3 Tage aufbewahrt werden. Vor dem Servieren leicht erwärmen (nicht empfohlen, am besten gekühlt genießen).

Dieser proteinreiche und würzige griechische Hühnersalat ist eine perfekte diabetikerfreundliche Mittagsoption, die voller frischer Aromen und Texturen steckt.

Dieser lebendige Erdbeer-Spinat-Salat mit Walnüssen und Ziegenkäse bietet eine köstliche Kombination aus süßen, salzigen und cremigen Aromen und ist somit eine perfekte diabetikerfreundliche Mittagsoption. Vollgepackt mit Antioxidantien aus Erdbeeren und Spinat sowie Protein aus Ziegenkäse bietet es eine sättigende und ausgewogene Mahlzeit, die dabei hilft, den Blutzuckerspiegel zu kontrollieren.

Zutaten:

4 Tassen frische Babyspinatblätter
1 ½ Tassen frische Erdbeeren, in Scheiben geschnitten
½ Tasse gehackte Walnüsse
2 Unzen Ziegenkäse, zerbröselt

Für die Vinaigrette:
2 Esslöffel Olivenöl
1 Esslöffel Balsamico-Essig
1 Teelöffel Dijon-Senf
½ Teelöffel Honig (optional, für einen Hauch Süße)
Salz und frisch gemahlener schwarzer Pfeffer nach Geschmack

Nährwertangaben (ungefähre Werte pro Portion):
Kalorien: 350
Protein: 6g
Kohlenhydrate: 30g (inkl. Ballaststoffe)
Ballaststoffe: 5g
Fett: 15g

Anweisungen:

1. Bereiten Sie die Salatzutaten vor: Waschen und trocknen Sie die Babyspinatblätter. Tupfen Sie sie mit einem Papiertuch trocken, um überschüssige Feuchtigkeit zu entfernen. Die frischen Erdbeeren schälen und in Scheiben schneiden. Die Walnüsse in einer trockenen Pfanne bei mittlerer Hitze einige Minuten rösten, bis sie duften (optional). Den Ziegenkäse zerbröseln.
2. Bereiten Sie die Vinaigrette zu: In einer kleinen Schüssel Olivenöl, Balsamico-Essig, Dijon-Senf und Honig (falls verwendet) verrühren. Mit einer Prise Salz und schwarzem Pfeffer abschmecken.
3. Den Salat zusammenstellen: In einer großen Schüssel die jungen Spinatblätter, die geschnittenen Erdbeeren und die gehackten Walnüsse vermengen.

4.Den Salat anrichten (optional): Wenn Sie ein leichteres Dressing bevorzugen, träufeln Sie etwas von der vorbereiteten Vinaigrette über den Salat und schwenken Sie ihn vorsichtig, um ihn zu bedecken. Alternativ können Sie das Dressing zur individuellen Portionskontrolle auch als Beilage servieren.

5. Mit Ziegenkäse belegen: Streuen Sie den Ziegenkäse kurz vor dem Servieren über den Salat.

Tipps:

Experimentieren Sie ruhig mit verschiedenen Nüssen und Samen. Geschnittene Mandeln, Pekannüsse oder eine Mischung aus gehackten Nüssen und Samen wären köstliche Ergänzungen.

Wenn Sie keinen Balsamico-Essig haben, können Sie ihn durch Rotweinessig oder Apfelessig ersetzen.

Für ein cremigeres Dressing einen Esslöffel griechischen Naturjoghurt oder fettarme Mayonnaise unter die Vinaigrette rühren.

Übrig gebliebener Salat (ohne Dressing) kann in einem luftdichten Behälter im Kühlschrank bis zu einem Tag aufbewahrt werden. Allerdings können die Erdbeeren weich werden und ihre Lebendigkeit verlieren.

Dieser erfrischende und aromatische Erdbeer-Spinat-Salat mit Walnüssen und Ziegenkäse ist eine perfekte diabetikerfreundliche Mittagsoption, die sowohl lecker als auch optisch ansprechend ist.

5. Schwarzbohnen-Mais-Salat mit Avocado.

Dieser schwarze Bohnen-Mais-Salat mit Avocado bietet eine lebendige und schmackhafte Mittagsoption, perfekt für Menschen mit Diabetes nach 50. Vollgepackt mit Ballaststoffen und Proteinen aus schwarzen Bohnen und gesunden Fetten aus Avocado hilft er dabei, den Blutzuckerspiegel zu regulieren und sorgt gleichzeitig dafür, dass Sie sich satt fühlen .

Zutaten:
1 (15 Unzen) Dose schwarze Bohnen, abgespült und abgetropft
1 Tasse gefrorene Maiskörner (aufgetaut und abgetropft)
1/2 Tasse gehackte rote Paprika
1/4 Tasse gehackte rote Zwiebel
1/4 Tasse gehackter frischer Koriander
1 reife Avocado, in Scheiben geschnitten

Für das Dressing:
2 Esslöffel Olivenöl
1 Esslöffel frischer Limettensaft
1/2 Teelöffel gemahlener Kreuzkümmel
1/4 Teelöffel Chilipulver (optional, für einen Hauch von Würze)
Salz und frisch gemahlener schwarzer Pfeffer nach Geschmack

Nährwertangaben (ungefähre Werte pro Portion):

Kalorien: 300
Protein: 8g
Kohlenhydrate: 35g (inkl. Ballaststoffe)
Ballaststoffe: 10 g
Fett: 12g

Anweisungen:

1. Bereiten Sie die Zutaten vor: Spülen Sie die schwarzen Bohnen ab und lassen Sie sie abtropfen. Die gefrorenen Maiskörner auftauen und abtropfen lassen. Die rote Paprika, die rote Zwiebel und den frischen Koriander hacken. Schneiden Sie die Avocado in Scheiben.
2. Salatzutaten vermischen: In einer großen Schüssel schwarze Bohnen, Maiskörner, gehackte rote Paprika, rote Zwiebeln und frischen Koriander vermischen.

3. Bereiten Sie das Dressing zu: In einer separaten kleinen Schüssel Olivenöl, Limettensaft, gemahlenen Kreuzkümmel, Chilipulver (falls verwendet), Salz und schwarzen Pfeffer nach Geschmack verrühren.

4.Den Salat anrichten: Das vorbereitete Dressing über die Salatzutaten gießen und vorsichtig umrühren, um alles gleichmäßig zu bedecken.

5. Servieren: Den Salat anrichten und mit der geschnittenen Avocado belegen. Genießen!

Tipps:

Experimentieren Sie ruhig mit verschiedenen Gemüsesorten. Gehackte Gurken, gehackte Tomaten oder gehackte Jalapenos (für eine würzige Note) wären köstliche Ergänzungen.

Wenn Sie eine cremigere Konsistenz bevorzugen, zerdrücken Sie etwa 1/4 Tasse der gekochten schwarzen Bohnen und geben Sie sie zum Salat.

Für zusätzliches Protein bestreuen Sie den Salat mit zerbröckeltem Feta-Käse oder einem Klecks griechischem Naturjoghurt.

Übrig gebliebener Salat (ohne Avocado) kann in einem luftdichten Behälter im Kühlschrank bis zu 2 Tage aufbewahrt werden. Allerdings wird die Avocado nach einiger Zeit braun. Erst kurz vor dem Servieren die Avocadoscheiben dazugeben.

Dieser einfache und geschmackvolle Salat aus schwarzen Bohnen und Mais mit Avocado ist eine perfekte diabetikerfreundliche Mittagsoption, die sowohl nahrhaft als auch sättigend ist.

Dieser Linsensalat mit geröstetem Gemüse ist eine farbenfrohe und schmackhafte Mittagsoption, ideal für Menschen mit Diabetes nach 50. Linsen sind eine gute Protein- und Ballaststoffquelle, während geröstetes Gemüse wichtige Vitamine und Antioxidantien liefert. Diese Kombination hilft, den Blutzuckerspiegel zu regulieren und sorgt für ein Sättigungsgefühl.

Zutaten:

Für die Linsen:
1 Tasse trockene braune oder grüne Linsen
2 Tassen Gemüsebrühe oder Wasser
1 Lorbeerblatt
Salz und frisch gemahlener schwarzer Pfeffer nach Geschmack

Für das geröstete Gemüse:
1 Esslöffel Olivenöl
2 Tassen gehacktes Gemüse (eine Mischung aus Paprika, Brokkoliröschen, Rosenkohl, gewürfeltem Butternusskürbis usw.)
1/2 Teelöffel getrockneter Thymian
1/4 Teelöffel gemahlener Kreuzkümmel (optional)
Salz und frisch gemahlener schwarzer Pfeffer nach Geschmack

Für den Salat:
1/4 Tasse gehackte rote Zwiebel
1/4 Tasse gehackte frische Petersilie
2 Esslöffel zerbröselter Feta-Käse (optional)

Für die Vinaigrette:
2 Esslöffel Olivenöl
1 Esslöffel Balsamico-Essig
1 Teelöffel Zitronensaft
1/2 Teelöffel Dijon-Senf
Salz und frisch gemahlener schwarzer Pfeffer nach Geschmack

Nährwertangaben (ungefähre Werte pro Portion):

Kalorien: 400
Protein: 18g
Kohlenhydrate: 40g (inkl. Ballaststoffe)

Ballaststoffe: 10 g
Fett: 15g

Anweisungen:

1. Linsen kochen: In einem mittelgroßen Topf die trockenen Linsen, Gemüsebrühe (oder Wasser) und Lorbeerblatt vermischen. Zum Kochen bringen, dann die Hitze reduzieren, abdecken und 20–25 Minuten köcheln lassen, oder bis die Linsen weich sind. Überschüssige Flüssigkeit abgießen und das Lorbeerblatt entfernen. Mit Salz und Pfeffer abschmecken.
2. Bereiten Sie das Gemüse vor: Heizen Sie Ihren Backofen auf 400 °F (200 °C) vor. Das gehackte Gemüse mit Olivenöl, getrocknetem Thymian, Kreuzkümmel (falls verwendet), Salz und Pfeffer vermengen. Verteilen Sie das Gemüse in einer einzigen Schicht auf einem Backblech und rösten Sie es 20–25 Minuten lang oder bis es zart-knusprig ist.
3. Bereiten Sie die Vinaigrette zu: In einer kleinen Schüssel Olivenöl, Balsamico-Essig, Zitronensaft, Dijon-Senf, Salz und Pfeffer nach Geschmack verrühren.
4. Den Salat zusammenstellen: In einer großen Schüssel die gekochten Linsen, das geröstete Gemüse, die gehackten roten Zwiebeln und die gehackte frische Petersilie vermischen.
5.Den Salat anrichten: Die vorbereitete Vinaigrette über die Salatzutaten gießen und vorsichtig umrühren, um alles gleichmäßig zu bedecken.
6. Servieren: Den Salat anrichten und mit zerbröckeltem Feta-Käse belegen (optional). Genießen.

Tipps:

Experimentieren Sie ganz nach Ihren Vorlieben mit verschiedenen Linsen- und Gemüsesorten.

Für eine cremigere Konsistenz eine kleine Portion der gekochten Linsen pürieren und wieder zum Salat geben.

Dieser Salat kann warm oder bei Zimmertemperatur serviert werden.

Übrig gebliebener Salat kann in einem luftdichten Behälter im Kühlschrank bis zu 3 Tage aufbewahrt werden. Mit der Zeit können sich die Aromen noch stärker entfalten.

Dieser proteinreiche und aromatische Linsensalat mit geröstetem Gemüse ist eine köstliche und diabetikerfreundliche Mittagsoption voller Köstlichkeiten.

Diese Tofu-Rührei-Schüssel mit Kimchi ist eine proteinreiche und schmackhafte Mittagsoption, perfekt für Veganer und Diabetiker ab 50. Zerbröckelter Tofu ähnelt Rührei und bietet eine sättigende Konsistenz, während Kimchi für einen würzigen Kick und probiotische Vorteile sorgt. Diese Schüssel ist eine großartige Möglichkeit, pflanzliche Proteine und Ballaststoffe in Ihre Ernährung zu integrieren und so einen gesunden Blutzuckerspiegel zu fördern.

Zutaten (für 1 Portion):

4 Unzen fester Tofu, abgetropft und gepresst
1/2 Tasse gehacktes Kimchi
1 Esslöffel natriumarme Sojasauce (oder Tamari)
1 Esslöffel gehackte Frühlingszwiebeln
1/2 Teelöffel geröstetes Sesamöl
1/4 Teelöffel Sriracha (optional, für zusätzliche Würze)
Salz und frisch gemahlener schwarzer Pfeffer nach Geschmack

Optionale Toppings:
Gehackter frischer Koriander oder Petersilie
Geschnittene Avocado
Gekochter brauner Reis oder Quinoa
Geröstetes Gemüse (Brokkoli, Paprika usw.)

Nährwertangaben (ungefähre Werte pro Portion):

Kalorien: 300 (kann je nach Belag variieren)
Protein: 15g
Kohlenhydrate: 20g (inkl. Ballaststoffe)
Ballaststoffe: 3g
Fett: 15g

Anweisungen:

1. Bereiten Sie den Tofu vor: Lassen Sie den festen Tofu abtropfen und drücken Sie ihn aus, um überschüssige Feuchtigkeit zu entfernen. Das Pressen ist optional, sorgt aber für eine krümeligere Konsistenz. Sie können den Tofu 15–20 Minuten lang zwischen zwei sauberen Tüchern mit einem schweren Gegenstand darauf drücken.
2. Den Tofu zerbröckeln: Nach dem Pressen (oder auch ohne Pressen) den Tofu mit einer Gabel oder den Händen in kleine Stücke zerbröckeln.

3.Kimchi zubereiten: Das Kimchi in mundgerechte Stücke schneiden.

4. Kombinieren Sie die Saucenzutaten:** In einer kleinen Schüssel die natriumarme Sojasauce (oder Tamari), geröstetes Sesamöl und Sriracha (falls verwendet) verquirlen. Mit einer Prise Salz und schwarzem Pfeffer abschmecken.

5. Tofu-Rührei zubereiten: Eine beschichtete Pfanne oder Bratpfanne bei mittlerer Hitze erhitzen. Fügen Sie einen Hauch Öl hinzu (optional) und fügen Sie dann den zerbröckelten Tofu hinzu. Unter gelegentlichem Rühren einige Minuten kochen lassen, bis der Tofu leicht zu bräunen beginnt.

6. Kimchi hinzufügen: Das gehackte Kimchi mit dem Tofu in die Pfanne geben und weitere 1–2 Minuten kochen lassen, dabei umrühren, um die Aromen zu vermischen.

7. Stellen Sie Ihre Schüssel zusammen: Geben Sie Ihr gekochtes Tofu-Rührei- und Kimchi-Gemisch in eine Schüssel.

8.Optionale Toppings: Fügen Sie die gewünschten Toppings hinzu, z. B. gehackten frischen Koriander oder Petersilie, geschnittene Avocado, gekochten braunen Reis oder Quinoa oder geröstetes Gemüse.

Tipps:

Experimentieren Sie mit verschiedenen Kimchi-Sorten für unterschiedliche Würzgrade. Wenn Sie hitzeempfindlich sind, entscheiden Sie sich für milderes Kimchi.

Für eine cremigere Konsistenz geben Sie beim Kochen des Tofu-Rühreis einen Schuss ungesüßte Mandelmilch oder fettarme Milch in die Pfanne.

Übrig gebliebenes Tofu-Rührei kann in einem luftdichten Behälter im Kühlschrank bis zu 2 Tage aufbewahrt werden. Vor dem Servieren vorsichtig in einer Pfanne bei schwacher Hitze erhitzen.

Dieses Rezept ist leicht anpassbar. Fügen Sie eine Prise Nährhefe für einen käsigen Geschmack oder einen Teelöffel vegane Butter für zusätzliche Reichhaltigkeit hinzu.

Genießen Sie diese köstliche und diabetikerfreundliche Tofu-Rühreischüssel mit Kimchi für ein sättigendes und proteinreiches veganes Mittagessen.

Dieser Vollkorn-Beerensalat mit Mandeln und Feta-Käse bietet eine köstliche und nährstoffreiche Mittagsoption, perfekt für Menschen mit Diabetes nach 50. Vollgepackt mit Ballaststoffen aus Vollkornbeeren, Eiweiß aus Mandeln und Feta-Käse und einem Hauch Süße aus Trockenfrüchten (optional) ergibt eine ausgewogene und sättigende Mahlzeit, die zur Regulierung des Blutzuckerspiegels beiträgt.

Zutaten:

1 Tasse gekochte Vollkornbeeren
1/2 Tasse gehacktes Gemüse (Kombination aus Paprika, Sellerie, Gurke usw.)
1/4 Tasse gehackte rote Zwiebel
1/4 Tasse gehackte frische Petersilie
1/4 Tasse Mandelscheiben, geröstet
2 Unzen zerbröckelter Feta-Käse
1/4 Tasse getrocknete Preiselbeeren oder gehackte Trockenfrüchte (optional)

Für die Vinaigrette:
2 Esslöffel Olivenöl
1 Esslöffel Zitronensaft
1 Teelöffel Balsamico-Essig (optional)
1/2 Teelöffel Dijon-Senf
Salz und frisch gemahlener schwarzer Pfeffer nach Geschmack

Nährwertangaben (ungefähre Werte pro Portion):

Kalorien: 400
Protein: 10g
Kohlenhydrate: 45g (inkl. Ballaststoffe)
Faser: 8g
Fett: 15g

Anweisungen:

1. Vollkornbeeren kochen: Befolgen Sie die Packungsanweisungen, um 1 Tasse Vollkornbeeren zu kochen. Lassen Sie sie vor der Verwendung vollständig abkühlen.
2.Gemüse vorbereiten: Das ausgewählte Gemüse (Paprika, Sellerie, Gurke etc.) waschen und in mundgerechte Stücke schneiden. Rote Zwiebel und frische Petersilie hacken. Die Mandeln in einer trockenen Pfanne bei mittlerer Hitze einige Minuten rösten, bis sie duften (optional).

3. Salatzutaten vermischen: In einer großen Schüssel die gekochten Vollkornbeeren, das gehackte Gemüse, die gehackten roten Zwiebeln, die gehackte frische Petersilie, die gerösteten Mandeln und den zerbröckelten Feta-Käse vermischen. Bei Verwendung getrocknete Preiselbeeren oder gehackte Trockenfrüchte hinzufügen.
4. Bereiten Sie die Vinaigrette zu: In einer separaten kleinen Schüssel Olivenöl, Zitronensaft, Balsamico-Essig (optional), Dijon-Senf, Salz und schwarzen Pfeffer nach Geschmack verrühren.
5.Den Salat anrichten: Die vorbereitete Vinaigrette über die Salatzutaten gießen und vorsichtig umrühren, um alles gleichmäßig zu bedecken.
6. Servieren: Genießen Sie den Salat gekühlt oder bei Zimmertemperatur.

Tipps:

Experimentieren Sie ganz nach Ihren Vorlieben mit verschiedenen Gemüsesorten. Gehackte Brokkoliröschen, Kirschtomaten oder gehackte Zucchini wären köstliche Ergänzungen.

Für ein cremigeres Dressing einen Esslöffel griechischen Naturjoghurt oder fettarme Mayonnaise unter die Vinaigrette rühren.

Wenn Sie keinen Feta-Käse haben, wären zerbröselter Ziegenkäse oder Blauschimmelkäse ein köstlicher Ersatz.

Übrig gebliebener Salat (ohne Dressing) kann in einem luftdichten Behälter im Kühlschrank bis zu 2 Tage aufbewahrt werden. Allerdings kann das Gemüse etwas an Knusprigkeit verlieren.

Dieser würzige Vollkorn-Beeren-Salat mit Mandeln und Feta-Käse ist eine perfekte diabetikerfreundliche Mittagsoption, die sowohl nahrhaft als auch köstlich ist.

Schnelle und einfache Mittagsoptionen:

Diese proteinreiche und sättigende Option ist perfekt für ein diabetikerfreundliches Mittagessen, das schnell und einfach zuzubereiten ist.

Zutaten:

Für Thunfischsalat oder Kichererbsensalat:

1 (5 Unzen) Dose Thunfisch in Wasser verpackt, abgetropft (für Thunfischsalat)

ODER

1 (15 Unzen) Dose Kichererbsen, abgespült und abgetropft (für Kichererbsensalat)
1/4 Tasse gehackter Sellerie (optional)
1/4 Tasse gehackte rote Zwiebel
1/4 Tasse gehackte frische Petersilie
2 Esslöffel Mayonnaise (oder leichte Mayonnaise)
1 Esslöffel Zitronensaft
Salz und frisch gemahlener schwarzer Pfeffer nach Geschmack
Zum Servieren:
Vollkorncracker

Aufschlüsselung der Vorbereitungszeit:
Dosenzutaten (Thunfisch oder Kichererbsen) abtropfen lassen und vorbereiten: 2 Minuten
Gemüse und Kräuter zerkleinern: 3-5 Minuten
Zutaten mischen: 2-3 Minuten
Portion: 1 Minute

Gesamtvorbereitungszeit: 10–15 Minuten (abhängig von der Hackgeschwindigkeit)

Anweisungen:

1.Wählen Sie Ihr Protein: Entscheiden Sie, ob Sie Thunfischsalat oder Kichererbsensalat möchten.
2. Abtropfen lassen und Protein vorbereiten: Den Thunfisch aus der Dose abtropfen lassen oder die Kichererbsen abspülen und abtropfen lassen.

3. Gemüse und Kräuter hacken (optional): Bei Bedarf Sellerie, rote Zwiebel und frische Petersilie fein hacken.
4. Zutaten kombinieren: In einer mittelgroßen Schüssel das ausgewählte Protein (Thunfisch oder Kichererbsen), gehacktes Gemüse (falls verwendet), Mayonnaise, Zitronensaft, Salz und Pfeffer vermischen. Vorsichtig mischen, bis alles gut vermischt ist.
5. Servieren: Genießen Sie Ihren Thunfisch- oder Kichererbsensalat mit Vollkorncrackern.

Tipps:

Für noch mehr Cremigkeit zerdrücken Sie etwa 1/4 Tasse der Kichererbsen (bei Verwendung von Kichererbsensalat), bevor Sie sie der Mischung hinzufügen.

Passen Sie das Gemüse gerne nach Ihren Wünschen an. Gehackte Paprika, Gurken oder eine Mischung aus gehacktem Gemüse wären köstliche Ergänzungen.

Wenn Sie keine frischen Kräuter haben, können Sie stattdessen 1/2 Teelöffel getrockneten Dill oder getrocknete Petersilie verwenden.

Übrig gebliebener Salat kann in einem luftdichten Behälter im Kühlschrank bis zu 3 Tage aufbewahrt werden.

Dieser proteinreiche und aromatische Salat mit Vollkorncrackern ist eine perfekte, diabetikerfreundliche Mittagsoption, die sowohl praktisch als auch sättigend ist.

Diese herzhafte Linsensuppe mit Vollkornbrot ist eine klassische, diabetikerfreundliche Mittagsvariante. Vollgepackt mit Proteinen und Ballaststoffen aus Linsen hilft es, den Blutzuckerspiegel zu regulieren und gleichzeitig für ein Sättigungsgefühl zu sorgen.

Zutaten:

1 Tasse trockene braune Linsen
4 Tassen Gemüsebrühe
1 Esslöffel Olivenöl
1 Zwiebel, gehackt
2 Karotten, gehackt
2 Selleriestangen, gehackt
2 Knoblauchzehen, gehackt
1 Teelöffel gemahlener Kreuzkümmel
1/2 Teelöffel getrockneter Thymian
1 (14,5 Unzen) Dose gewürfelte Tomaten, nicht abgetropft
Salz und frisch gemahlener schwarzer Pfeffer nach Geschmack
Zum Servieren:
Scheiben Vollkornbrot

Aufschlüsselung der Vorbereitungszeit:

Linsen sortieren und abspülen: 2 Minuten
Gemüse hacken: 5-7 Minuten
Gewürze und Kräuter abmessen: 1 Minute
Gesamtvorbereitungszeit: 15 Minuten

Kochzeit: 40-45 Minuten

Anweisungen:

1. Linsen abspülen: Spülen Sie die trockenen braunen Linsen etwa 1 Minute lang in einem feinmaschigen Sieb unter fließendem kaltem Wasser ab und entfernen Sie dabei alle Rückstände.
2. Olivenöl erhitzen: In einem großen Topf oder Schmortopf das Olivenöl bei mittlerer Hitze erhitzen.
3. Das Gemüse anbraten: Die gehackten Zwiebeln, Karotten und Sellerie in den Topf geben und 5-7 Minuten kochen lassen, oder bis sie weich sind.

4.Knoblauch und Gewürze hinzufügen: Den gehackten Knoblauch, den gemahlenen Kreuzkümmel und den getrockneten Thymian unterrühren. Eine weitere Minute kochen lassen, damit die Gewürze ihr Aroma entfalten können.

5. Linsen, Brühe und Tomaten hinzufügen: Die abgespülten Linsen, die Gemüsebrühe und die gewürfelten Tomaten (mit ihren Säften) in den Topf geben. Zum Kombinieren umrühren.

6. Zum Kochen bringen und dann köcheln lassen: Die Suppe zum Kochen bringen, dann die Hitze reduzieren, den Topf abdecken und 40–45 Minuten köcheln lassen, oder bis die Linsen weich sind.

7. Nach Geschmack würzen: Sobald die Linsen weich sind, die Suppe mit Salz und frisch gemahlenem schwarzem Pfeffer abschmecken. Sie können die Gewürze nach Belieben anpassen.

8. Servieren: Die heiße Linsensuppe in Schüsseln füllen und mit Vollkornbrotscheiben zum Dippen servieren.

Tipps:

Für eine cremigere Konsistenz können Sie einen Teil der gekochten Linsen mit einem Löffel am Topfrand zerdrücken.

Fügen Sie der Suppe gerne anderes Gemüse hinzu, zum Beispiel gehackte grüne Bohnen, Zucchini oder gehackte Kartoffeln.

Suppenreste können in einem luftdichten Behälter bis zu 3 Tage im Kühlschrank aufbewahrt oder zur späteren Verwendung portionsweise eingefroren werden.

Diese herzhafte und würzige Linsensuppe mit Vollkornbrot ist eine köstliche und diabetikerfreundliche Mittagsoption, die sowohl nahrhaft als auch sättigend ist.

Tofu-Rührei ist eine proteinreiche vegane Frühstücks- oder Mittagsoption, die die Textur und den Geschmack von Rührei nachahmt. Es ist eine großartige Möglichkeit, pflanzliches Protein und gesunde Fette in Ihre Ernährung zu integrieren. Dieses Rezept bietet ein Grundgerüst. Sie können es gerne mit Ihrem Lieblingsgemüse und Ihren Lieblingsgewürzen anpassen!

Zutaten:

Base:
14 Unzen extrafester Tofu, abgetropft und gepresst (optional)
Gemüse:
1/2 Tasse gehacktes Gemüse (wie Paprika, Zwiebeln, Pilze, Spinat oder eine Kombination)

Gewürze:
1/4 Teelöffel Kurkuma
1/2 Teelöffel Nährhefe (optional, für einen käsigen Geschmack)
1/4 Teelöffel geräuchertes Paprikapulver (optional)
Salz und frisch gemahlener schwarzer Pfeffer nach Geschmack
Fett (optional, für zusätzliche Reichhaltigkeit):
1 Esslöffel Olivenöl oder vegane Butter

Vorbereitungszeit: 5 Minuten.
Kochzeit: 10-15 Minuten

Anweisungen:

1. Bereiten Sie den Tofu vor: Lassen Sie den extrafesten Tofu abtropfen und drücken Sie überschüssige Feuchtigkeit heraus. Das Pressen ist optional, sorgt aber für eine krümeligere Konsistenz. Sie können den Tofu 15–20 Minuten lang zwischen zwei sauberen Tüchern mit einem schweren Gegenstand darauf drücken. Den Tofu mit einer Gabel oder den Händen in kleine Stücke zerbröseln.
2. Gemüse vorbereiten: Das ausgewählte Gemüse waschen und in mundgerechte Stücke schneiden.
3. Pfanne erhitzen: Eine beschichtete Pfanne oder Bratpfanne bei mittlerer Hitze erhitzen. Fügen Sie bei Verwendung das von Ihnen gewählte Fett (Olivenöl oder vegane Butter) hinzu.
4. Das Gemüse anbraten: Das gehackte Gemüse in die Pfanne geben und 3–5 Minuten kochen lassen, oder bis es weich ist.

5. Tofu hinzufügen: Den zerbröckelten Tofu mit dem Gemüse in die Pfanne geben und weitere 2-3 Minuten kochen lassen, dabei gelegentlich umrühren, um ein Anhaften zu verhindern.

6. Geben Sie die Gewürze hinzu: Streuen Sie Kurkuma, Nährhefe (falls verwendet), geräuchertes Paprikapulver (falls verwendet), Salz und Pfeffer in die Pfanne. Umrühren, um den Tofu und das Gemüse gleichmäßig zu bedecken.

7. So lange kochen, bis der Tofu durchgeheizt ist: Weitere 2-3 Minuten weitergaren, oder bis der Tofu durchgeheizt und leicht gebräunt ist.

8. Servieren: Genießen Sie Ihr Tofu-Rührei heiß, auf Toast, eingewickelt in eine Vollkorn-Tortilla oder einfach pur.

Tipps:

Fügen Sie einen Schuss Pflanzenmilch hinzu: Für eine cremigere Konsistenz können Sie beim Kochen des Tofu-Rühreis einen Schuss ungesüßte Mandelmilch, Sojamilch oder eine andere Pflanzenmilch hinzufügen.

Mach es würziger. Experimentieren Sie ruhig mit verschiedenen Gewürzen und Kräutern. Eine Prise Chilipulver, Kreuzkümmel oder Cayennepfeffer kann für den Kick sorgen.

Nährwertschub: Für mehr Eiweiß und gesunde Fette können Sie gegen Ende des Garvorgangs eine Handvoll gehackte Nüsse oder Samen unterrühren.

Reste: Übrig gebliebenes Tofu-Rührei kann in einem luftdichten Behälter im Kühlschrank bis zu 3 Tage aufbewahrt werden. Vor dem Servieren vorsichtig in einer Pfanne bei schwacher Hitze erhitzen.

Dieses vielseitige Tofu-Rührei mit Gemüse ist eine köstliche und nahrhafte vegane Option, die sich perfekt für ein sättigendes Frühstück oder Mittagessen eignet.

Diese klassische Kombination aus hartgekochten Eiern und Avocadoscheiben ist ein einfacher, aber sättigender Snack oder eine leichte Mahlzeit. Es ist eine großartige Protein- und gesunde Fettquelle und sorgt dafür, dass Sie sich satt und voller Energie fühlen. Außerdem ist es unglaublich einfach zuzubereiten, was es zu einer perfekten Option für arbeitsreiche Tage macht.

Zutaten:

Eier (Menge je nach gewünschter Menge)
Avocado, reif, aber fest
Salz und frisch gemahlener schwarzer Pfeffer nach Geschmack.

Optionale Toppings:
Geschnittene Kirschtomaten
Gehackte frische Kräuter (Petersilie, Schnittlauch, Koriander)
Ein Schuss Balsamico-Essig oder Zitronensaft

Zubereitungszeit: 10 Minuten (die Garzeit für Eier kann variieren)
Kochzeit: 10–12 Minuten (für hartgekochte Eier)

Anweisungen:

1. Eier hart kochen: Legen Sie die gewünschte Anzahl Eier in einer einzigen Schicht in einen Topf. Die Eier mit kaltem Wasser bedecken und bei starker Hitze zum Kochen bringen. Sobald es kocht, nehmen Sie die Pfanne vom Herd, decken Sie sie ab und lassen Sie die Eier 10–12 Minuten ruhen, um eine klassische hartgekochte Konsistenz zu erhalten. Sie können die Garzeit anpassen, um ein weicheres oder festeres Eigelb zu erhalten (siehe Tipps unten).
2. Kühlen Sie die Eier ab: Geben Sie die Eier nach dem Kochen sofort in eine mit Eiswasser gefüllte Schüssel, um den Kochvorgang zu stoppen. Lassen Sie sie vor dem Schälen mindestens 10 Minuten lang vollständig abkühlen.
3. Eier schälen: Sobald die Eier abgekühlt sind, schälen Sie sie vorsichtig unter fließendem Wasser. Sie können die Schale vor dem Schälen mit einem Löffel vorsichtig überall aufbrechen, um das Entfernen zu erleichtern.
4. Bereiten Sie die Avocado vor: Schneiden Sie die Avocado in zwei Hälften, entfernen Sie den Kern und schneiden Sie dann das Avocadofleisch je nach Wunsch in dünne oder dicke Scheiben.

5.Zusammensetzen: Die hartgekochten Eierhälften oder -scheiben auf einem Teller anrichten. Legen Sie die Avocadoscheiben auf oder neben die Eier. Mit Salz und frisch gemahlenem schwarzem Pfeffer abschmecken.

6. Optionale Toppings: Für zusätzlichen Geschmack und Textur können Sie in Scheiben geschnittene Kirschtomaten, gehackte frische Kräuter (Petersilie, Schnittlauch, Koriander) oder einen Spritzer Balsamico-Essig oder Zitronensaft hinzufügen.

Tipps:

Variationen der Kochzeit für hartgekochte Eier:

Um ein weicheres Eigelb zu erhalten, kochen Sie die Eier 7–8 Minuten lang.

Für ein sehr festes Eigelb 12–15 Minuten kochen lassen.

Tipp zum Schälen: Ältere Eier lassen sich tendenziell leichter schälen als sehr frische Eier.

Servierideen: Genießen Sie dieses Gericht als Snack, leichtes Mittagessen oder sogar als Mahlzeit nach dem Training. Für eine sättigendere Variante können Sie es auch zusammen mit Vollkorntoast oder Crackern servieren.

Diese schnelle und einfache Kombination aus hartgekochten Eiern und Avocadoscheiben ist eine köstliche und nahrhafte Möglichkeit, Eiweiß und gesunde Fette in Ihre Ernährung zu integrieren. Seien Sie kreativ und fügen Sie Ihre Lieblingszutaten für eine persönliche Note hinzu.

Machen Sie sich bereit für einen sättigenden und schmackhaften vegetarischen Burger! Dieser Burger mit schwarzen Bohnen und Gemüse ist vollgepackt mit Eiweiß und Ballaststoffen aus schwarzen Bohnen sowie der Güte von frischem Gemüse. Auf einem Vollkornbrötchen serviert ist es eine vollständige und ausgewogene Mahlzeit, die sich perfekt zum Mittag- und Abendessen oder sogar zu einem leckeren Grillabend eignet.

Zutaten:

Für die Black Bean Patties:
1 (15 Unzen) Dose schwarze Bohnen, abgespült und abgetropft.
1/2 Tasse gekochter brauner Reis (oder gekochter Quinoa)
1/2 Tasse gehacktes Gemüse (z. B. Paprika, Zwiebeln, Pilze oder eine Kombination)
1/4 Tasse Panko-Semmelbrösel (oder Vollkorn-Semmelbrösel)
1/4 Tasse gehackter frischer Koriander
1 Esslöffel Olivenöl
1 Knoblauchzehe, gehackt
1 Teelöffel gemahlener Kreuzkümmel
1/2 Teelöffel Chilipulver (optional).
Salz und frisch gemahlener schwarzer Pfeffer nach Geschmack

Zum Servieren:
Vollkorn-Hamburgerbrötchen
Ihre Lieblings-Burger-Toppings (Salat, Tomate, rote Zwiebel, Avocado, geschnittener Käse usw.)

Aufschlüsselung der Vorbereitungszeit:

Schwarze Bohnen abtropfen lassen und abspülen: 2 Minuten
Gemüse und frischen Koriander hacken: 5 Minuten
Gewürze und Kräuter abmessen: 1 Minute
Schwarze Bohnen zerdrücken (optional): 2 Minuten (je nach gewünschter Konsistenz)
Zutaten vermengen: 5 Minuten
Patties formen: 2 Minuten
Gesamtvorbereitungszeit: 15 Minuten (ungefähr)

Kochzeit: 15–20 Minuten (abhängig von der Kochmethode)

Anweisungen:

1. Bereiten Sie die schwarzen Bohnen vor: Spülen Sie die schwarzen Bohnen ab und lassen Sie sie abtropfen. Sie können einen Teil der Bohnen mit einer Gabel zerdrücken, um eine glattere Konsistenz zu erhalten (optional).

2. Gekochte Körner: Wenn Sie braunen Reis verwenden, stellen Sie sicher, dass dieser bereits gekocht und abgekühlt ist. Quinoa kann nach Packungsanweisung gekocht werden, sofern es noch nicht zubereitet ist.

3. Gemüse und Kräuter hacken: Waschen und hacken Sie das ausgewählte Gemüse (Paprika, Zwiebeln, Pilze usw.) und den frischen Koriander.

4. Kombinieren Sie die Pastetchenzutaten: In einer großen Schüssel die vorbereiteten schwarzen Bohnen, gekochten braunen Reis (oder Quinoa), gehacktes Gemüse, Panko-Semmelbrösel, gehackten frischen Koriander, Olivenöl, gehackten Knoblauch, gemahlenen Kreuzkümmel und Chilipulver (falls verwendet) vermischen), Salz und Pfeffer. Gut vermischen, um alle Zutaten gleichmäßig zu vermischen.

5. Patties formen: Aus der Masse 4 gleich große Patties formen. Sie können sie mit einer Burgerpresse oder mit den Händen formen.

6. Kochmethoden: Hier sind zwei Möglichkeiten, Ihre Burger mit schwarzen Bohnen und Gemüse zuzubereiten:

Braten: Eine große Pfanne mit etwas Olivenöl bei mittlerer Hitze erhitzen. Fügen Sie die Pastetchen hinzu und kochen Sie sie 3–4 Minuten lang auf jeder Seite, oder bis sie goldbraun und durchgewärmt sind.

Backen: Heizen Sie Ihren Backofen auf 400 °F (200 °C) vor. Ein Backblech mit Backpapier auslegen. Legen Sie die Pastetchen auf das Backblech und backen Sie sie 15 bis 20 Minuten lang. Wenden Sie sie dabei nach der Hälfte der Garzeit oder bis sie durchgeheizt sind.

7. Die Brötchen rösten (optional): Während die Pastetchen backen, können Sie die Vollkorn-Hamburgerbrötchen rösten, um eine warme und leicht knusprige Konsistenz zu erhalten. Dieser Schritt ist optional.

8. Stellen Sie Ihren Burger zusammen: Legen Sie Ihr gekochtes schwarzes Bohnen-Gemüse-Patty auf die untere Hälfte des gerösteten Brötchens. Fügen Sie Ihre Lieblings-Burger-Toppings wie Salat, Tomaten, rote Zwiebeln, Avocado, geschnittenen Käse oder andere gewünschte Gewürze hinzu. Mit der anderen Brötchenhälfte belegen und genießen!

Tipps:

Feuchtigkeitskontrolle: Wenn die Mischung zu feucht erscheint, fügen Sie einen oder zwei Esslöffel zusätzliche Semmelbrösel hinzu, um die Zutaten besser zu binden.

Werden Sie kreativ mit Toppings: Beschränken Sie sich nicht auf traditionelle Burger-Toppings! Experimentieren Sie mit verschiedenen Optionen wie Salsa, Guacamole, veganer Mayonnaise oder einem Spritzer Ihrer Lieblingssauce.

Reste: Übrig gebliebene, gekochte Patties können in einem luftdichten Behälter im Kühlschrank bis zu 3 Tage aufbewahrt werden. Vor dem Servieren vorsichtig in einer Pfanne bei schwacher Hitze oder in der Mikrowelle erhitzen.

Dieser proteinreiche und aromatische Burger mit schwarzen Bohnen und Gemüse auf einem Vollkornbrötchen ist eine köstliche und sättigende vegetarische Option, die sich ganz einfach zu Hause zubereiten lässt. Warum also nicht einen Versuch wagen?

Griechischer Joghurt mit Beeren und Nüssen ist eine klassische und gesunde Frühstücks- oder Snackoption. Es ist vollgepackt mit Eiweiß und Kalzium aus dem Joghurt, Antioxidantien und Vitaminen aus den Beeren sowie gesunden Fetten und einem sättigenden Crunch aus den Nüssen. Diese Kombination ist nicht nur köstlich, sondern sorgt auch dafür, dass Sie sich morgens oder nachmittags satt und voller Energie fühlen.

Zutaten:

1 Tasse griechischer Naturjoghurt (wählen Sie Ihren bevorzugten Fettgehalt)
1/2 Tasse frische oder gefrorene Beeren (wie Blaubeeren, Himbeeren, Erdbeeren oder eine Mischung)
1/4 Tasse gehackte Nüsse (z. B. Mandeln, Walnüsse, Pekannüsse oder eine Kombination)
1 Esslöffel Honig oder Ahornsirup (optional)
1 Teelöffel Chiasamen oder Leinsamen (optional)

Vorbereitungszeit: 5 Minuten

Anweisungen:

1. Löffeln Sie den Joghurt: Geben Sie in eine Schüssel die gewünschte Menge griechischen Naturjoghurts.
2. Beeren hinzufügen: Waschen Sie Ihre frischen Beeren oder tauen Sie gefrorene Beeren auf, wenn Sie sie verwenden. Fügen Sie sie dem Joghurt hinzu.
3. Mit Nüssen belegen: Streuen Sie die gehackten Nüsse Ihrer Wahl über den Joghurt und die Beeren.
4. Süßungsmittel (optional): Für einen Hauch Süße mit Honig oder Ahornsirup beträufeln, falls gewünscht.
5. Zusätzliche Nährstoffe (optional): Für einen zusätzlichen Schub an Ballaststoffen und Omega-3-Fettsäuren streuen Sie einige Chiasamen oder Leinsamen darüber.

Tipps:

Werden Sie kreativ mit Früchten: Experimentieren Sie neben Beeren auch mit anderen Obstsorten. Auch gehackter Apfel, Mango oder Ananas wären eine köstliche Ergänzung.

Müsli-Option: Sie können gehackte Nüsse durch Müsli ersetzen, um ein anderes Texturerlebnis zu erzielen. Entscheiden Sie sich für ein Vollkornmüsli mit wenig Zucker, um eine gesündere Wahl zu treffen.

Joghurtaromen: Während Naturjoghurt eine klassische Basis darstellt, können aromatisierte griechische Joghurts zur Abwechslung verwendet werden. Wählen Sie Optionen mit geringerem Zuckergehalt, wenn Sie aromatisierten Joghurt verwenden.

Machen Sie daraus ein Parfait: Geben Sie Joghurt, Beeren und Nüsse schichtweise in ein Glas, um eine optisch ansprechende Parfait-Präsentation zu erhalten.

Lagerung: Übrig gebliebener Joghurt mit Beeren und Nüssen (ohne Müsli) kann in einem luftdichten Behälter im Kühlschrank bis zu 2 Tage aufbewahrt werden. Allerdings können die Beeren mit der Zeit weicher werden.

Dieser einfach zuzubereitende griechische Joghurt mit Beeren und Nüssen ist eine köstliche und nahrhafte Art, den Tag zu beginnen oder einen sättigenden Snack zu genießen. Es handelt sich um eine vielseitige Option, die eine individuelle Anpassung an Ihre Vorlieben und Ernährungsbedürfnisse ermöglicht.

Diese Kombination aus Hähnchen- oder Putenbrust mit Gemüsesticks und Hummus ist eine perfekte Option für ein schnelles, gesundes und proteinreiches Mittagessen oder sogar einen sättigenden Nachmittagssnack. Es ist einfach zuzubereiten, tragbar und bietet eine gute Balance aus Eiweiß, Ballaststoffen und gesunden Fetten.

Zutaten:

Eiweiß:
In Scheiben geschnittene gekochte Hähnchenbrust oder Putenbrust.
Optional: Übrig gebliebene gegrillte Hähnchen- oder Putenbrust

Für das Gemüse und Hummus:

Auswahl an frischem Gemüse (z. B. Babykarotten, Selleriestangen, Gurkenscheiben, Paprikastreifen, Brokkoliröschen, Kirschtomaten)
1/2 Tasse Hummus (verschiedene Geschmacksrichtungen erhältlich)
Optional: Vollkorn-Fladenbrot oder Cracker zum Auslöffeln

Zubereitungszeit: 5 Minuten (bei vorgegarter Hähnchen- oder Putenbrust)

Garzeit: Variiert je nach Garmethode für Hähnchen- oder Putenbrust (gilt nicht bei Verwendung von Resten)

Anweisungen:

1. Bereiten Sie das Protein vor: Wenn Sie ungekochte Hähnchen- oder Putenbrust verwenden, kochen Sie diese entsprechend Ihrer bevorzugten Methode (Grillen, Backen, Pochieren usw.). Nach dem Garen abkühlen lassen und in dünne Streifen schneiden.
2. Gemüse waschen und vorbereiten: Waschen Sie Ihr ausgewähltes Gemüse und schneiden Sie es je nach Gemüse in mundgerechte Stifte oder Scheiben.
3. Zusammenstellen: Die geschnittene Hähnchen- oder Putenbrust zusammen mit den vorbereiteten Gemüsesticks auf einem Teller anrichten.
4. Mit Hummus servieren: In einer separaten kleinen Schüssel den Hummus zum Dippen des Gemüses und/oder der Hähnchen-/Truthahnscheiben servieren.
5. Optionale Zusätze: Fügen Sie nach Wunsch Vollkorn-Fladenbrot oder Cracker zum Auslöffeln des Hummus hinzu.

Tipps:

Reste: Reste von gebratener oder gegrillter Hähnchen- oder Putenbrust eignen sich perfekt für diese Mahlzeitzubereitung. Zum einfachen Eintauchen die Reste zerkleinern oder in Scheiben schneiden.

Vorgeschnittene Optionen: Sparen Sie Zeit, indem Sie vorgeschnittenes Gemüse oder vorgekochte Hähnchen-/Putenbrust aus dem Supermarkt verwenden.

Hummus-Geschmacksrichtungen: Entdecken Sie verschiedene Hummus-Geschmacksrichtungen wie gerösteten Paprika-Hummus, Knoblauch-Hummus oder Oliven-Tapenade-Hummus für Abwechslung.

Würzen Sie es: Wenn Sie möchten, bestreuen Sie Ihr Huhn/Truthahn oder Gemüse mit einem Hauch getrockneter Kräuter oder Gewürze wie Paprika, Kreuzkümmel oder Chilipulver für zusätzlichen Geschmack.

Portionskontrolle: Für eine ausgewogene Mahlzeit sollten Sie 80 bis 110 Gramm gekochte Hähnchen- oder Putenbrust zu sich nehmen.

Diese proteinreiche und praktische Kombination aus Hähnchen- oder Putenbrust mit Gemüsesticks und Hummus ist eine köstliche und nahrhafte Mahlzeit, die sich perfekt für einen geschäftigen Lebensstil eignet. Es ist eine großartige Möglichkeit, mageres Eiweiß und gesunde Fette in Ihre Ernährung zu integrieren und gleichzeitig dafür zu sorgen, dass Sie sich satt und zufrieden fühlen.

Übrig gebliebener Abendsalat mit gegrilltem Protein ist eine fantastische Möglichkeit, ein schnelles, schmackhaftes und gesundes Mittagessen zuzubereiten. Es ermöglicht Ihnen, Reste wiederzuverwenden und gleichzeitig eine Vielzahl von Nährstoffen zu integrieren. Hier ist eine Anleitung, die Ihnen bei der Zubereitung Ihres perfekten übriggebliebenen Abendessensalats hilft:

Zutaten:

Base:
Übrig gebliebene gekochte Körner (brauner Reis, Quinoa, Vollkorn-Couscous) – optional.
Gemischtes Gemüse (Babyspinat, Rucola, Römersalat)

Übriges Protein:
In Scheiben geschnittenes gegrilltes Hähnchen, Steak, Fisch, Tofu oder Tempeh

Gemüse:
Verwenden Sie übrig gebliebenes geröstetes Gemüse vom Abendessen (Brokkoli, Spargel, Paprika usw.)
Fügen Sie frisch gehacktes Gemüse für zusätzliche Knusprigkeit und Vitamine hinzu (Gurke, Kirschtomaten, rote Zwiebel).

Belag:
Gehackte frische Kräuter (Petersilie, Koriander, Schnittlauch).
Zerbröckelter Käse (Feta, Ziegenkäse, Blauschimmelkäse) – optional
Geschnittene Nüsse oder Samen (Mandeln, Walnüsse, Sonnenblumenkerne)

Dressing:
Übrig gebliebenes Vinaigrette-Dressing vom Abendessen (falls es den Salat ergänzt).
Einfaches hausgemachtes Dressing (Olivenöl, Zitronensaft, Essig, Dijon-Senf, Salz und Pfeffer).
Im Laden gekauftes Salatdressing (wählen Sie eine fettarme oder leichte Variante)

Anweisungen:

1. Bereiten Sie das Grün vor: Waschen und trocknen Sie das ausgewählte Salatgrün.
2. Den Salat zusammenstellen: Den Salat als Basis in eine große Schüssel schichten.
3. Übriges Protein hinzufügen: Belegen Sie das Gemüse mit Scheiben Ihres übriggebliebenen gegrillten Proteins.

4.Gemüse einarbeiten: Fügen Sie übriggebliebenes geröstetes Gemüse und nach Belieben weiteres frisch gehacktes Gemüse hinzu.

5. Optionale Toppings: Fügen Sie gehackte frische Kräuter, zerbröckelten Käse (falls verwendet) und geschnittene Nüsse oder Samen hinzu, um zusätzlichen Geschmack und Textur zu erzielen.

6. Den Salat anrichten: Das Dressing Ihrer Wahl kurz vor dem Servieren über den Salat träufeln. Vorsichtig umrühren, um alles gleichmäßig zu bedecken.

Tipps:

Werden Sie kreativ: Beschränken Sie sich nicht auf Gemüsereste von Ihrem Abendessen. Fügen Sie gerne weiteres gehacktes Gemüse hinzu, das Sie zur Hand haben.

Übriggebliebene Körner: Wenn Sie gekochte Körner wie braunen Reis oder Quinoa übrig haben, geben Sie diese für zusätzliche Herzlichkeit in die Salatbasis ein.

Dressing-Optionen: Wenn Sie kein Dressing übrig haben oder eine leichtere Variante bevorzugen, ist eine einfache hausgemachte Vinaigrette aus Olivenöl, Zitronensaft, Essig, Dijon-Senf, Salz und Pfeffer eine gute Wahl.

Portionskontrolle: Achten Sie auf ein ausgewogenes Verhältnis von Eiweiß, Gemüse und gesunden Fetten in Ihrem Salat.

Lagerung: Wenn Sie den Salat im Voraus zum Mittagessen zubereiten, bewahren Sie das Dressing in einem separaten Behälter auf und geben Sie es erst kurz vor dem Essen hinzu, damit der Salat nicht durchweicht. Übrig gebliebener Salat kann in einem luftdichten Behälter im Kühlschrank bis zu 2 Tage aufbewahrt werden.

Mit ein wenig Kreativität können Sie das übrig gebliebene Abendessen in einen köstlichen und sättigenden Mittagssalat verwandeln. Genießen.

Kapitel 6: Herzhafte und ausgewogene Abendessen.

Gebackener Lachs liefert mageres Eiweiß und Omega-3-Fettsäuren, während gerösteter Rosenkohl Vitamine und Ballaststoffe liefert. Quinoa bietet eine vollständige Proteinquelle und komplexe Kohlenhydrate.

Dieses Rezept kombiniert mageres Protein aus Lachs mit geröstetem Rosenkohl und Quinoa für ein komplettes und ausgewogenes diabetikerfreundliches Abendessen. Es ist voller Nährstoffe, Geschmack und in weniger als einer Stunde fertig!

Vorbereitungszeit: 15 Minuten
Kochzeit: 25–30 Minuten
Gesamtzeit: 40-45 Minuten
Portionen: 2

Nährwertangaben pro Portion:

Kalorien: 480
Kohlenhydrate: 42 g
Ballaststoffe: 7 g
Protein: 35 g
Fett: 18 g
Natrium: 420 mg (abhängig vom zugesetzten Salz)

Zutaten:

Für den Lachs:
2 (6 Unzen) Lachsfilets (mit oder ohne Haut).
1 Esslöffel Olivenöl
1/2 Teelöffel getrockneter Dill
1/4 Teelöffel Knoblauchpulver.
Salz und frisch gemahlener schwarzer Pfeffer nach Geschmack

Für den gerösteten Rosenkohl:
1 Pfund Rosenkohl, geputzt und halbiert.
1 Esslöffel Olivenöl

1/2 Teelöffel getrockneter Thymian
Salz und frisch gemahlener schwarzer Pfeffer nach Geschmack

Für die Quinoa:
1 Tasse Quinoa, abgespült
1 ½ Tassen Gemüsebrühe
¼ Teelöffel Salz (optional)

Anweisungen:

1. Backofen vorheizen: Heizen Sie Ihren Backofen auf 400 °F (200 °C) vor.
2. Lachs vorbereiten: Die Lachsfilets mit Küchenpapier trocken tupfen. In einer kleinen Schüssel Olivenöl, getrockneten Dill, Knoblauchpulver, Salz und Pfeffer vermischen. Die Lachsfilets von beiden Seiten großzügig mit der Mischung bestreichen.
3. Bereiten Sie den Rosenkohl vor: In einer separaten Schüssel den halbierten Rosenkohl mit Olivenöl, getrocknetem Thymian, Salz und Pfeffer vermengen.
4. Das Gemüse rösten: Den Rosenkohl in einer Schicht auf einem Backblech mit Rand verteilen. Rösten Sie den Rosenkohl 15–20 Minuten lang oder bis er weich und leicht gebräunt ist, und wenden Sie ihn nach der Hälfte der Garzeit um.
5. Quinoa kochen: In einem Topf gespültes Quinoa, Gemüsebrühe und Salz (falls verwendet) vermischen. Zum Kochen bringen, dann die Hitze reduzieren, den Topf abdecken und 15 Minuten köcheln lassen, oder bis die Quinoa gar und aufgelockert ist. Vom Herd nehmen und bei geschlossenem Deckel 5 Minuten ruhen lassen.
6. Den Lachs rösten: Nachdem der Rosenkohl 15–20 Minuten geröstet wurde, schieben Sie ihn vorsichtig auf eine Seite des Backblechs. Die gewürzten Lachsfilets auf die andere Seite des Backblechs legen. Den Lachs 10–12 Minuten braten, oder bis er gar ist (flockiges Fruchtfleisch mit leicht undurchsichtiger Mitte).
7. Zusammenstellen und servieren: Den gekochten Quinoa mit einer Gabel auflockern. Den Quinoa auf zwei Teller verteilen. Mit geröstetem Rosenkohl und einem Lachsfilet belegen. Genießen!

Tipps:

Passen Sie die Kräuter an: Experimentieren Sie ruhig mit verschiedenen Kräutern und Gewürzen, um Ihren Lachs zu würzen. Zitronenpfeffergewürz, italienisches Gewürz oder eine Prise Paprika wären köstliche Optionen.

Quinoa-Variationen: Sie können die Quinoa bei Bedarf durch braunen Reis oder ein anderes Vollkorn ersetzen. Passen Sie die Garzeit gemäß der Packungsanleitung an.

Gargrad des Lachses: Für einen etwas selteneren Kern den Lachs 8–10 Minuten garen. Wenn Sie es lieber durchgegart mögen, kochen Sie es 12–14 Minuten lang.

Reste: Übrig gebliebener Lachs und gerösteter Rosenkohl können in einem luftdichten Behälter im Kühlschrank bis zu 3 Tage aufbewahrt werden. In einer Pfanne bei schwacher Hitze oder in der Mikrowelle vorsichtig erhitzen.

Dieser schmackhafte und nahrhafte Lachs mit geröstetem Rosenkohl und Quinoa ist eine perfekte diabetikerfreundliche Abendessenoption, die sowohl sättigend als auch einfach zuzubereiten ist.

Garnelen sind ein kalorienarmes Protein und Zucchini-Nudeln verleihen klassischen Nudeln eine gesunde Note. Dieses Gericht ist leicht und dennoch aromatisch.

Zutaten:

Für die Garnelen-Scampi:
1 Pfund große Garnele, geschält und entdarmt (aufgetaut, wenn sie gefroren ist).
2 Esslöffel Olivenöl.
3 Knoblauchzehen, gehackt.
1/4 Teelöffel rote Paprikaflocken (optional, für einen würzigen Kick).
1/2 Tasse trockener Weißwein (oder Gemüsebrühe).
1/2 Tasse natriumarme Hühnerbrühe.
1/4 Tasse frisch gepresster Zitronensaft.
1 Esslöffel gehackte frische Petersilie.
Salz und frisch gemahlener schwarzer Pfeffer nach Geschmack

Für die Pasta und Zucchininudeln:
4 Unzen Vollkornnudeln (wie Linguine, Spaghetti oder Penne).
1 mittelgroße Zucchini, spiralförmig zu Nudeln geformt (oder verwenden Sie einen Julienne-Schäler für dünne Streifen).
Frisch geriebener Parmesankäse zum Servieren (optional)

Aufschlüsselung der Vorbereitungszeit:

Auftauen von Garnelen (falls gefroren): 20–30 Minuten (entsprechend planen)
Garnelen schälen und entdarmen: 5 Minuten
Knoblauch zerkleinern: 1 Minute
Gewürze und Kräuter abmessen: 1 Minute.
Gesamtvorbereitungszeit: 10 Minuten (ungefähr)

Kochzeit: 15–20 Minuten

Anweisungen:

1.Nudeln kochen: Einen großen Topf mit Salzwasser zum Kochen bringen. Die Vollkornnudeln dazugeben und nach Packungsanleitung al dente (leicht bissfest) kochen. Während die Nudeln kochen, bereiten Sie die Garnelen-Scampi zu.
2. Garnelen vorbereiten: In einer großen Bratpfanne oder Pfanne Olivenöl bei mittlerer Hitze erhitzen. Den gehackten Knoblauch und die Paprikaflocken (falls verwendet)

hinzufügen und 30 Sekunden kochen lassen, bis ein angenehmer Duft entsteht. Achten Sie darauf, den Knoblauch nicht zu verbrennen.

3. Garnelen anbraten: Die geschälten und entdarmten Garnelen in die Pfanne geben und 2-3 Minuten pro Seite anbraten, oder bis die Garnelen undurchsichtig und rosa werden. Nehmen Sie die gekochten Garnelen aus der Pfanne und legen Sie sie auf einem Teller beiseite.

4. Die Pfanne ablöschen: Den Weißwein (oder die Gemüsebrühe) in die Pfanne gießen und die gebräunten Reste vom Boden abkratzen. Lassen Sie den Wein eine Minute lang köcheln, um ihn leicht zu reduzieren.

5. Brühen und Zitronensaft hinzufügen: Erhöhen Sie die Hitze auf mittelhoch und fügen Sie die natriumarme Hühnerbrühe und den Zitronensaft hinzu. Zum Kochen bringen und 2-3 Minuten kochen lassen, oder bis die Soße leicht eindickt.

6. Nudeln und Zucchininudeln untermischen: Sobald die Nudeln gar sind, abtropfen lassen und direkt mit der Soße in die Pfanne geben. Fügen Sie die spiralförmigen Zucchini-Nudeln (oder julienned Zucchini) hinzu und vermischen Sie alles, bis es mit der Sauce bedeckt ist.

7.Beenden Sie das Gericht: Geben Sie die gekochten Garnelen zurück in die Pfanne und schwenken Sie sie, um sie eine weitere Minute lang zu erhitzen. Mit Salz und frisch gemahlenem schwarzem Pfeffer abschmecken. Die gehackte frische Petersilie unterrühren.

8. Servieren: Garnelen-Scampi mit Vollkornnudeln und Zucchininudeln anrichten. Mit frisch geriebenem Parmesan garnieren (optional) und genießen!

Tipps:

Nudelwasser aufbewahren: Bevor Sie die Vollkornnudeln abgießen, bewahren Sie etwa eine halbe Tasse des stärkehaltigen Nudelwassers auf. Sie können einen Spritzer dieses reservierten Wassers in die Pfanne geben, wenn die Soße zu dick erscheint, damit sie besser an den Nudeln und Zucchini-Nudeln haften bleibt.

Zucchini-Ersatz: Wenn Sie keinen Spiralschneider haben, können Sie mit einem Gemüse-Julienne-Schäler dünne Zucchinistreifen formen.

Alternatives Protein: Für eine vegetarische Variante ersetzen Sie die Garnelen durch eine gleiche Menge Kichererbsen oder Tofuwürfel, gekocht und entsprechend gewürzt.

Reste: Übrig gebliebene Garnelen-Scampi können in einem luftdichten Behälter im Kühlschrank bis zu 2 Tage aufbewahrt werden. In einer Pfanne bei schwacher Hitze vorsichtig erhitzen, bis es durchgewärmt ist.

Diese gesünderen und geschmackvolleren Garnelen-Scampi mit Vollkornnudeln und Zucchini-Nudeln sind eine perfekte Mahlzeit unter der Woche, die sowohl nahrhaft als auch sättigend ist.

Diese Truthahn-Taco-Bowls sind eine köstliche und proteinreiche Mahlzeit, die sich perfekt für geschäftige Abende unter der Woche eignet. Vollgepackt mit gemahlenem Truthahn, schwarzen Bohnen und Ihren Lieblings-Taco-Toppings sind sie eine gesündere und anpassbarere Alternative zu traditionellen Tacos.

Zutaten:

Für das Taco-Gewürz (optional):
1 Esslöffel Chilipulver.
1 Teelöffel gemahlener Kreuzkümmel.
1/2 Teelöffel geräuchertes Paprikapulver.
1/4 Teelöffel Knoblauchpulver.
1/4 Teelöffel Zwiebelpulver.
1/4 Teelöffel getrockneter Oregano.
Eine Prise Cayennepfeffer (optional, für den Kick).
Für die Truthahn-Taco-Basis:
1 Pfund gemahlener Truthahn (Brust oder eine magerere Option).
1 Esslöffel Olivenöl.
1/2 Zwiebel, gehackt.
1 Paprika (beliebige Farbe), gehackt.
2 Knoblauchzehen, gehackt.
1 (15 Unzen) Dose schwarze Bohnen, abgespült und abgetropft.
1 (14,5 Unzen) Dose gewürfelte Tomaten (nicht abgetropft).
1/4 Tasse Wasser oder natriumarme Hühnerbrühe.
1 Esslöffel Taco-Gewürz (hausgemacht oder im Laden gekauft).
Salz und frisch gemahlener schwarzer Pfeffer nach Geschmack

Zum Servieren:
2 Tassen gekochter brauner Reis oder Quinoa (optional).
Verschiedene Taco-Toppings (geriebener Salat, gehackte Tomaten, geschnittene Avocado, gehackte rote Zwiebeln, Salsa, fettarmer griechischer Joghurt, geriebener Käse usw.)

Aufschlüsselung der Vorbereitungszeit:

Taco-Gewürz mischen (bei hausgemachter Zubereitung): 2 Minuten
Gemüse hacken: 5 Minuten
Zutaten abspülen und vorbereiten: 3 Minuten.
Gesamtvorbereitungszeit: 15 Minuten (ungefähr)

Kochzeit: 20-25 Minuten

Anweisungen:

1. Machen Sie das Taco-Gewürz (optional): Wenn Sie lieber Ihr eigenes Taco-Gewürz zubereiten möchten, vermischen Sie alle aufgeführten Gewürze (Chilipulver, Kreuzkümmel, Paprika, Knoblauchpulver, Zwiebelpulver, Oregano und Cayennepfeffer) in einer kleinen Schüssel.
2. Den gemahlenen Truthahn kochen: Olivenöl in einer großen Pfanne oder einem Schmortopf bei mittlerer Hitze erhitzen. Fügen Sie das Putenhackfleisch hinzu und kochen Sie es, indem Sie es mit einem Löffel zerkleinern, bis es braun ist.
3. Das Gemüse anbraten: Die gehackte Zwiebel und die Paprika mit dem gekochten Truthahn in die Pfanne geben. 3–4 Minuten anbraten, bis es weich ist.
4.Knoblauch und Gewürze hinzufügen: Den gehackten Knoblauch und das Taco-Gewürz (hausgemacht oder im Laden gekauft) unterrühren. Eine weitere Minute kochen lassen, damit sich die Aromen vermischen.
5. Restliche Zutaten hinzufügen: Die abgespülten und abgetropften schwarzen Bohnen, gewürfelte Tomaten (nicht abgetropft), Wasser oder Brühe sowie Salz und Pfeffer nach Geschmack hinzufügen. Zum Kochen bringen und 10–12 Minuten kochen lassen, oder bis die Soße leicht eindickt.
6. Bereiten Sie die Basis vor (optional): Während die Taco-Mischung köchelt, kochen Sie Ihre bevorzugte Basis aus braunem Reis oder Quinoa gemäß den Anweisungen in der Packung.
7. Stellen Sie die Schüsseln zusammen: Verteilen Sie den gekochten braunen Reis oder Quinoa (falls verwendet) auf die Schüsseln. Mit der würzigen Truthahn-Taco-Mischung belegen.
8. Werden Sie kreativ mit Toppings: Lassen Sie jeden seine Schüsseln mit seinen Lieblingstoppings individuell gestalten! Zu den Optionen gehören geriebener Salat, gehackte Tomaten, geschnittene Avocado, gehackte rote Zwiebeln, Salsa, fettarmer griechischer Joghurt, geriebener Käse und mehr.

Tipps:

Reste: Die übrig gebliebene Taco-Mischung kann in einem luftdichten Behälter im Kühlschrank bis zu 3 Tage aufbewahrt werden. In einer Pfanne bei schwacher Hitze vorsichtig erhitzen, bis es durchgewärmt ist.

Variationen der Taco-Gewürze: Passen Sie die Menge der Taco-Gewürze an Ihre Vorlieben für die Schärfe an. Sie können bei Bedarf auch ein im Laden gekauftes Taco-Gewürzpaket verwenden.

Optionen für gemahlenen Truthahn: Magere gemahlene Putenbrust ist eine gesunde Option, aber Sie können bei Bedarf auch gemahlenen Truthahn mit höherem Fettgehalt verwenden. Nach dem Bräunen des Fleisches überschüssiges Fett abtropfen lassen.

Vegetarische Option: Ersetzen Sie das Putenhackfleisch durch zerbröckeltes Tempeh oder Linsen, um eine vegetarische Version dieses Gerichts zu erhalten.

Diese Truthahn-Taco-Bowls mit schwarzen Bohnen und Salsa sind eine geschmackvolle und individuell anpassbare Mahlzeit, die perfekt für die ganze Familie ist. Genießen Sie die einfache Zubereitung und die endlosen Topping-Möglichkeiten.

Tofu-Rührei ist eine proteinreiche und geschmackvolle vegane Alternative zu Rührei. Es ist überraschend einfach zuzubereiten und kann mit Ihrem Lieblingsgemüse und Ihren Lieblingsgewürzen individuell angepasst werden. Dieses Rezept enthält bunte Paprika und kräftigen Spinat für ein köstliches und nahrhaftes Frühstück.

Zutaten:

Für das Tofu-Rührei:
14 Unzen fester Tofu, abgetropft und gepresst.
1/2 Tasse gehacktes Gemüse (wie Paprika, Zwiebeln, Pilze).
1/4 Tasse gehackte frische Kräuter (wie Koriander, Petersilie, Schnittlauch).
1/4 Tasse Nährhefe (oder geriebener veganer Käse).
2 Esslöffel Olivenöl.
1 Esslöffel Sojasauce oder Tamari.
1/2 Teelöffel Kurkumapulver.
1/4 Teelöffel schwarzer Pfeffer.
Salz nach Geschmack

Optionale Ergänzungen:
1/4 Tasse gehackte vegane Chorizo oder Wurst (für eine herzhafte Note).
1/4 Tasse gehackte Kirschtomaten.
1 Esslöffel Nährhefeflocken (für extra Käsegeschmack)

Zum Servieren:
Vollkorntoast oder Bagels.
Avocadoscheiben.
Frische Salsa

Aufschlüsselung der Vorbereitungszeit:

Tofu abtropfen lassen und auspressen: 15–30 Minuten (je nach Methode)
Gemüse und Kräuter zerkleinern: 5 Minuten.
Gewürze und Kräuter abmessen: 1 Minute
Gesamtvorbereitungszeit: ca. 10 Minuten, ohne Tofu-Presszeit

Kochzeit: 15–20 Minuten

Anweisungen:

1. Den Tofu auspressen (optional, aber empfohlen): Durch das Auspressen des Tofus wird überschüssige Feuchtigkeit entfernt, wodurch eine krümeligere Konsistenz entsteht, die an Rührei erinnert. Wickeln Sie den abgetropften Tofu-Block in ein sauberes Küchentuch oder Käsetuch und legen Sie einen schweren Gegenstand (z. B. ein Schneidebrett oder Bücher) für mindestens 15–30 Minuten darauf.
2. Den Tofu zerbröckeln: Nach dem Pressen den Tofu mit den Händen oder einer Gabel zerbröseln und in eine Schüssel geben. Streben Sie eine Textur an, die der von Rührei ähnelt.
3. Bereiten Sie das Gemüse und die Kräuter vor: Waschen und hacken Sie das ausgewählte Gemüse (Paprika, Zwiebeln, Pilze) und die frischen Kräuter (Koriander, Petersilie, Schnittlauch).
4. Öl erhitzen: In einer großen Pfanne bei mittlerer Hitze Olivenöl hinzufügen.
5. Das Gemüse anbraten: Das gehackte Gemüse in die Pfanne geben und 3–4 Minuten anbraten, oder bis es weich ist.
6. Den Tofu einarbeiten: Den zerbröselten Tofu mit dem Gemüse in die Pfanne geben und weitere 2-3 Minuten kochen lassen, dabei gelegentlich umrühren.
7. Das Rührei würzen: Sojasauce oder Tamari, Kurkumapulver, schwarzen Pfeffer und Salz nach Geschmack hinzufügen. Umrühren, um alles gleichmäßig zu vermischen.
8. Fügen Sie optionale Zutaten hinzu (optional): Fügen Sie bei Verwendung vegane Chorizo oder Wurst, gehackte Kirschtomaten oder zusätzliche Nährhefeflocken für einen zusätzlichen Käsegeschmack hinzu. Noch ein bis zwei Minuten kochen lassen, bis alles durchgeheizt ist.
9. Sofort servieren: Genießen Sie Ihr Tofu-Rührei heiß auf Vollkorntoast oder Bagels. Mit Avocadoscheiben, frischer Salsa oder Ihren Lieblingszutaten belegen.

Tipps:

Feuchtigkeitskontrolle: Wenn das Tofu-Rührei zu nass erscheint, kochen Sie es noch ein paar Minuten, damit ein Teil der Feuchtigkeit verdunsten kann. Alternativ können Sie einen oder zwei Esslöffel Semmelbrösel hinzufügen, um überschüssige Feuchtigkeit aufzunehmen.

Geschmacksvariationen: Experimentieren Sie mit verschiedenen Gewürzen und Kräutern, um Ihre eigenen Geschmacksprofile zu erstellen. Geräuchertes Paprikapulver, Currypulver oder eine Prise Cayennepfeffer sorgen für Abwechslung im Geschmack.

Reste: Übrig gebliebenes Tofu-Rührei kann in einem luftdichten Behälter im Kühlschrank bis zu 3 Tage aufbewahrt werden. In einer Pfanne bei schwacher Hitze oder in der Mikrowelle vorsichtig erhitzen.

Dieses Tofu-Rührei mit Paprika und Spinat ist eine köstliche, proteinreiche und vegan-freundliche Frühstücksoption. Es ist einfach zuzubereiten, anpassbar und ein toller Start in den Tag.

Diese Hähnchenpfanne mit Brokkoli und braunem Reis ist eine schmackhafte und gesunde Mahlzeit, die sich perfekt für geschäftige Abende unter der Woche eignet. Vollgepackt mit magerem Hühnereiweiß, kräftigen Brokkoliröschen und lockerem braunem Reis ist es ein komplettes und sättigendes Gericht.

Zutaten:

Für die Pfannengerichte:
1 Pfund Hähnchenbrust oder -schenkel ohne Knochen und Haut, in dünne Scheiben geschnitten.
1 Esslöffel Maisstärke (oder Pfeilwurzpulver).
2 Esslöffel Sojasauce.
1 Esslöffel Reisessig.
1 Esslöffel Pflanzenöl.
1 mittelgroße Zwiebel, in Scheiben geschnitten.
2 Tassen Brokkoliröschen.
1 rote Paprika, in Scheiben geschnitten (optional).
1 Knoblauchzehe, gehackt.
1/2 Tasse natriumarme Hühnerbrühe.
1 Esslöffel brauner Zucker (oder Honig).
Salz und frisch gemahlener schwarzer Pfeffer nach Geschmack.

Zum Servieren:
2 Tassen gekochter brauner Reis

Aufschlüsselung der Vorbereitungszeit:

Hähnchen und Gemüse schneiden: 5 Minuten
Hähnchen marinieren (optional): 5–10 Minuten (während Gemüse zubereitet wird)
Soßenzutaten mischen: 1 Minute.
Gesamtvorbereitungszeit: 10 Minuten (ungefähr)

Kochzeit: 20-25 Minuten

Anweisungen:

1. Hähnchen marinieren (optional): In einer Schüssel das geschnittene Hähnchen mit 1 Esslöffel Maisstärke, Sojasauce und Reisessig vermischen. Während der Zubereitung des Gemüses 5–10 Minuten marinieren (optional).

2. Den braunen Reis kochen: Falls er noch nicht gekocht ist, bereiten Sie den braunen Reis gemäß den Anweisungen in der Packung zu. Dies kann im Voraus oder während der Zubereitung der Pfanne erfolgen.

3. Öl erhitzen: In einem großen Wok oder einer Pfanne Pflanzenöl bei mittlerer bis hoher Hitze erhitzen.

4. Hähnchen unter Rühren anbraten: Die Hähnchenteile (mit oder ohne Marinade) in das heiße Öl geben und unter gelegentlichem Rühren 3–4 Minuten braten, bis sie goldbraun und durchgegart sind. Nehmen Sie das gekochte Hähnchen aus der Pfanne und legen Sie es auf einem Teller beiseite.

5. Das Gemüse anbraten: Die geschnittene Zwiebel und die Paprika (falls verwendet) mit dem restlichen Öl in die Pfanne geben. 3–4 Minuten anbraten, bis es weich und leicht gebräunt ist.

6. Brokkoli und Knoblauch hinzufügen: Brokkoliröschen und gehackten Knoblauch unterrühren. Weitere 2-3 Minuten kochen lassen, oder bis der Brokkoli zart-knusprig ist.

7. Kombinieren Sie die Sauce: In einer kleinen Schüssel die natriumarme Hühnerbrühe, braunen Zucker (oder Honig) und Maisstärke (falls nicht in der Marinade verwendet) verrühren.

8. Soße einarbeiten: Die vorbereitete Soße mit dem Gemüse in die Pfanne geben. Zum Kochen bringen und 1-2 Minuten kochen lassen, oder bis die Soße leicht eindickt.

9. Geben Sie das Hähnchen zurück: Geben Sie das gekochte Hähnchen zurück in die Pfanne und schwenken Sie es, um es mit der Soße zu überziehen.

10. Würzen und servieren: Die Pfanne mit Salz und frisch gemahlenem schwarzem Pfeffer abschmecken. Sofort über einem Bett aus gekochtem braunem Reis servieren.

Tipps:

Tipp zum Marinieren: Das Marinieren des Hähnchens ist zwar optional, verleiht ihm aber zusätzlichen Geschmack und Zartheit. Wenn die Zeit knapp ist, kann schon eine kurze fünfminütige Marinade einen Unterschied machen.

Maisstärke-Ersatz: Wenn Sie keine Maisstärke haben, können Sie als Ersatz Pfeilwurzpulver verwenden.

Gemüsevariationen: Fügen Sie der Pfanne gerne anderes Gemüse hinzu, das Ihnen schmeckt, zum Beispiel Zuckerschoten, Karotten oder Babymais.

Würzen Sie es: Für einen Hauch von Schärfe geben Sie eine Prise rote Paprikaflocken oder Sriracha-Sauce in die Pfanne.

Reste: Übriggebliebene Hähnchenpfanne und brauner Reis können in einem luftdichten Behälter im Kühlschrank bis zu 3 Tage aufbewahrt werden. In einer Pfanne bei schwacher Hitze vorsichtig erhitzen, bis es durchgewärmt ist.

Diese Hähnchenpfanne mit Brokkoli und braunem Reis ist eine schnelle, schmackhafte und nahrhafte Mahlzeit, die sich perfekt für geschäftige Abende unter der Woche eignet.

Linsensuppe ist eine herzhafte und köstliche Mahlzeit voller Eiweiß und Ballaststoffe. Dieses vegetarische Rezept enthält Linsen, Gemüse und aromatische Brühe für eine sättigende und preisgünstige Suppe. Genießen Sie es mit einer Scheibe Vollkornbrot für ein komplettes und nahrhaftes Mittag- oder Abendessen.

Zutaten:

Für die Linsensuppe:
1 Esslöffel Olivenöl.
1 Zwiebel, gehackt.
2 Karotten, gehackt.
2 Selleriestangen, gehackt.
2 Knoblauchzehen, gehackt.
1 Teelöffel getrockneter Thymian.
1/2 Teelöffel gemahlener Kreuzkümmel.
1 Tasse braune Linsen, abgespült.
5 Tassen Gemüsebrühe.
1 (14,5 Unzen) Dose gewürfelte Tomaten (nicht abgetropft).
1 Lorbeerblatt.
Salz und frisch gemahlener schwarzer Pfeffer nach Geschmack

Zum Servieren:
Scheiben Vollkornbrot.
Optionale Toppings (gehackte frische Petersilie, zerbröckelter Feta-Käse, Zitronenspalten)

Aufschlüsselung der Vorbereitungszeit:

Gemüse hacken: 5 Minuten
Gewürze und Kräuter abmessen: 1 Minute
Linsen abspülen: 1 Minute
Gesamtvorbereitungszeit: 15 Minuten (ungefähr)

Kochzeit: 45-50 Minuten

Anweisungen:

1. Öl erhitzen: In einem großen Topf oder Schmortopf Olivenöl bei mittlerer Hitze erhitzen.

2. Das Gemüse anbraten: Die gehackte Zwiebel, die Karotten und den Sellerie in die Pfanne geben. 5–7 Minuten anbraten, bis es weich ist.

3.Knoblauch, Gewürze und Linsen hinzufügen: Den gehackten Knoblauch, den getrockneten Thymian und den gemahlenen Kreuzkümmel unterrühren. Eine weitere Minute kochen lassen, damit sich die Aromen entfalten können.

4. Brühe, Tomaten und Lorbeerblatt hinzufügen: Gemüsebrühe, Tomatenwürfel (nicht abgetropft) und Lorbeerblatt hinzufügen. Zum Kochen bringen, dann die Hitze reduzieren, den Topf abdecken und 30–35 Minuten köcheln lassen, oder bis die Linsen weich sind.

5. Würzen und Konsistenz anpassen: Nach 30-35 Minuten die Suppe mit Salz und frisch gemahlenem schwarzem Pfeffer abschmecken. Wenn die Suppe zu dick erscheint, können Sie einen Schuss Wasser oder Brühe hinzufügen, um sie auf die gewünschte Konsistenz zu verdünnen.

6. Servieren: Die Linsensuppe in Schüsseln füllen und heiß genießen. Mit Scheiben Vollkornbrot servieren.

7. Optionale Toppings: Für einen zusätzlichen Geschmacksschub garnieren Sie die Suppe mit gehackter frischer Petersilie, zerbröckeltem Feta-Käse oder einem Spritzer Zitronensaft (optional).

Tipps:

Reste: Übrig gebliebene Linsensuppe kann in einem luftdichten Behälter im Kühlschrank bis zu 3 Tage aufbewahrt werden. In einem Topf bei schwacher Hitze vorsichtig erhitzen, bis es durchgewärmt ist.

Gewürzte Variante: Für einen Hauch von Wärme fügen Sie beim Anbraten des Gemüses eine Prise rote Paprikaflocken oder eine Prise Cayennepfeffer hinzu.

Linsenoptionen: Braune Linsen werden häufig für Suppen verwendet, Sie können aber auch grüne Linsen für einen etwas anderen Geschmack und eine etwas andere Textur verwenden.

Alternativen zu Vollkornbrot: Wenn Sie kein Vollkornbrot haben, sind andere Vollkornbrote wie Roggenbrot oder Vollkorncracker eine köstliche Beilage.

Diese Linsensuppe mit Vollkornbrot ist eine herzhafte, schmackhafte und vegetarische Option, perfekt für eine gesunde und sättigende Mahlzeit. Es ist einfach zuzubereiten und preisgünstig, was es zu einer großartigen Wahl für geschäftige Abende unter der Woche macht.

Dieses Rezept vereint den zarten Geschmack von Kabeljau mit einem Hauch von Zitrone und dem lebendigen Geschmack von Spargel. Es ist ein einfaches, aber elegantes Gericht, das sich perfekt für eine schnelle und gesunde Mahlzeit unter der Woche eignet.

Zutaten:

Für den Kabeljau:
2 (6 Unzen) Kabeljaufilets (mit oder ohne Haut).
1 Esslöffel Olivenöl.
1/2 Teelöffel getrockneter Thymian.
1/4 Teelöffel Knoblauchpulver.
Salz und frisch gemahlener schwarzer Pfeffer nach Geschmack

Für den Spargel:
1 Pfund Spargel, geputzt und die Enden entfernt.
1 Esslöffel Olivenöl.
1/4 Teelöffel Salz.
1/4 Teelöffel frisch gemahlener schwarzer Pfeffer
Für die Zitrone:
1 Zitrone, in dünne Scheiben geschnitten

Aufschlüsselung der Vorbereitungszeit:

Kabeljaufilets zubereiten: 2 Minuten (trocken tupfen).
Gewürze und Kräuter abmessen: 1 Minute
Spargel schneiden und vorbereiten: 3-5 Minuten
Zitrone schneiden: 2 Minuten.
Gesamtvorbereitungszeit: 10 Minuten (ungefähr)

Kochzeit: 15–20 Minuten

Anweisungen:
1. Backofen vorheizen: Heizen Sie Ihren Backofen auf 400 °F (200 °C) vor.
2. Den Kabeljau vorbereiten: Die Kabeljaufilets mit Papiertüchern trocken tupfen. In einer kleinen Schüssel Olivenöl, getrockneten Thymian, Knoblauchpulver, Salz und Pfeffer vermischen. Die Kabeljaufilets von beiden Seiten großzügig mit der Mischung bestreichen.

3. Bereiten Sie den Spargel vor: Geben Sie den geschnittenen Spargel mit Olivenöl, Salz und Pfeffer in eine Schüssel.

4.Auf einem Backblech anordnen: Die gewürzten Kabeljaufilets in einer einzigen Schicht auf einem Backblech anordnen. Den vorbereiteten Spargel rund um die Kabeljaufilets verteilen.

5. Mit Zitrone belegen: Jedes Kabeljaufilet mit Zitronenscheiben belegen.

6. Backen: Den Kabeljau und den Spargel 15–20 Minuten backen, oder bis der Kabeljau gar ist (flockiges Fruchtfleisch mit leicht undurchsichtiger Mitte) und der Spargel zart-knusprig ist.

7. Servieren: Nach dem Garen den Kabeljau und den Spargel vorsichtig auf Teller verteilen. Sofort servieren und genießen!

Tipps:

Frische Kräuter: Wenn Sie frische Kräuter wie Petersilie oder Dill zur Hand haben, können Sie diese im Kabeljau-Gewürz durch den getrockneten Thymian ersetzen.

Zitronenschale: Für zusätzlichen Zitronengeschmack geben Sie einen Teelöffel Zitronenschale zur Kabeljau-Gewürzmischung.

Den Kabeljau nicht zu lange kochen: Kabeljau ist ein empfindlicher Fisch und kann bei zu langem Kochen leicht trocken werden. Beachten Sie die Garzeit und nehmen Sie den Kabeljau aus dem Ofen, sobald er in der Mitte flockig und undurchsichtig ist.

Serviervarianten: Sie können dieses Gericht mit einer Beilage aus geröstetem Gemüse, Quinoa oder braunem Reis servieren, um eine vollständigere Mahlzeit zu erhalten.

Dieser gebackene Kabeljau mit Zitrone und Spargel ist ein unkompliziertes und geschmackvolles Rezept, das sich perfekt für eine gesunde und sättigende Mahlzeit eignet. Es ist eine großartige Möglichkeit, die Vorteile von magerem Protein und frischem Gemüse auf einfache und köstliche Weise zu genießen.

8.Schwarzbohnen-Burger auf Vollkornbrötchen mit Avocado:

Diese Black Bean Burger sind eine köstliche und proteinreiche vegetarische Option, die sich perfekt für eine sättigende und gesunde Mahlzeit eignet. Vollgepackt mit schwarzen Bohnen, Mais, Gewürzen und einem Hauch cremiger Avocado strotzen sie vor Geschmack und Textur.

Zutaten:

Für die Black Bean Burger:
1 (15 Unzen) Dose schwarze Bohnen, abgespült und abgetropft.
1 Tasse gefrorener Mais, aufgetaut und abgetropft (oder 1/2 Tasse frische Maiskörner).
1/2 Tasse Haferflocken
1/4 Tasse gehackte rote Zwiebel
1/4 Tasse gehackter frischer Koriander
1 Esslöffel Olivenöl
1 Esslöffel Limettensaft
1/2 Teelöffel Chilipulver
1/4 Teelöffel Kreuzkümmel
1/4 Teelöffel geräuchertes Paprikapulver (optional).
Salz und frisch gemahlener schwarzer Pfeffer nach Geschmack
Kochspray (zum Garen der Burger)
Zum Servieren:
4 Vollkorn-Hamburgerbrötchen.
1 reife Avocado, in dünne Scheiben geschnitten
Optionale Toppings (geraspelter Salat, Tomatenscheiben, rote Zwiebelscheiben, Salsa, vegane Mayonnaise)

Aufschlüsselung der Vorbereitungszeit:

Schwarze Bohnen abtropfen lassen und abspülen: 2 Minuten.
Gemüse hacken: 5 Minuten.
Gewürze und Kräuter abmessen: 1 Minute
Gesamtvorbereitungszeit: 15 Minuten (ungefähr)

Kochzeit: 15–20 Minuten

Anweisungen:

1. Schwarze Bohnen zerdrücken: In einer großen Schüssel etwa die Hälfte der schwarzen Bohnen mit einer Gabel oder einem Kartoffelstampfer zerdrücken. Lassen Sie die andere Hälfte für die Konsistenz leicht stückig.

2. Kombinieren Sie die Zutaten: Geben Sie den aufgetauten und abgetropften Mais, die Haferflocken, die gehackten roten Zwiebeln, den gehackten Koriander, Olivenöl, Limettensaft, Chilipulver, Kreuzkümmel, geräuchertes Paprikapulver (falls verwendet), Salz und Pfeffer in die Schüssel zerdrückte schwarze Bohnen. Gut vermischen, um alle Zutaten zu vereinen.

3. Die Pasteten formen: Die schwarze Bohnenmischung in vier gleiche Portionen teilen. Jede Portion zu einem festen Fladen formen.

4. Eine Pfanne (oder einen Grill) erhitzen: Eine große Pfanne oder Grillpfanne bei mittlerer Hitze erhitzen. Bestreichen Sie die Pfanne mit Kochspray.

5. Burger zubereiten: Die geformten schwarzen Bohnenfrikadellen vorsichtig in die vorgeheizte Pfanne legen. Auf jeder Seite 4–5 Minuten braten, oder bis es goldbraun und durchgewärmt ist.

6. Toasten Sie die Brötchen (optional): Während die Burger garen, rösten Sie die Vollkornbrötchen je nach Wunsch (in einer Pfanne mit Butter rösten, mit einem Toaster usw.).

7. Die Burger zusammensetzen: Nach dem Garen die schwarzen Bohnenburger auf die gerösteten Brötchen legen. Mit geschnittener Avocado und Ihren Lieblings-Burger-Toppings wie geriebenem Salat, Tomatenscheiben, roten Zwiebelscheiben, Salsa oder veganer Mayonnaise belegen.

8. Servieren: Genießen Sie Ihre köstlichen Black Bean Burger mit cremiger Avocado auf gerösteten Vollkornbrötchen!

Tipps:

Bindemöglichkeiten: Wenn die Mischung zu locker erscheint, können Sie einen zusätzlichen Esslöffel Haferflocken oder Semmelbrösel hinzufügen, um die Patties besser zu binden.

Kühlen der Mischung: Für festere Patties können Sie die schwarze Bohnenmischung 15 bis 30 Minuten im Kühlschrank abkühlen lassen, bevor Sie die Burger formen.

Zubereitungsvarianten: Sie können die Burger mit schwarzen Bohnen auch im vorgeheizten Ofen bei 200 °C 15–20 Minuten lang backen und nach der Hälfte der Garzeit wenden.

Avocado-Variationen: Wenn Ihre Avocado noch nicht ganz reif ist, können Sie sie leicht zerdrücken, um einen cremigeren Aufstrich für die Burger zu erhalten.

Reste: Übrig gebliebene Burger-Patties mit schwarzen Bohnen können in einem luftdichten Behälter im Kühlschrank bis zu 3 Tage aufbewahrt werden. In einer Pfanne bei schwacher Hitze vorsichtig erhitzen, bis es durchgewärmt ist.

Diese Black-Bohnen-Burger mit cremiger Avocado auf gerösteten Vollkornbrötchen sind eine geschmackvolle, gesunde und vegetarische Option, die perfekt ist, um Ihr Verlangen nach Burgern zu stillen. Sie sind einfach zuzubereiten und mit Ihren Lieblingszutaten individuell zu gestalten.

Dieses Rezept ist ein perfektes Beispiel für eine Blechmahlzeit und macht das Aufräumen zum Kinderspiel. Es besteht aus saftiger Hähnchenbrust, gebraten mit bunten Süßkartoffelwürfeln und knackigen grünen Bohnen für ein ausgewogenes und aromatisches Gericht.

Zutaten:

Für das Huhn:
2 Hähnchenbrustfilets ohne Knochen und ohne Haut (je etwa 170–230 Gramm).
1 Esslöffel Olivenöl
1 Teelöffel getrockneter Oregano
1/2 Teelöffel Knoblauchpulver
1/2 Teelöffel Paprika
Salz und frisch gemahlener schwarzer Pfeffer nach Geschmack

Für das geröstete Gemüse:
1 mittelgroße Süßkartoffel, geschält und in 2,5 cm große Würfel geschnitten.
1 Pfund frische grüne Bohnen, geputzt und in 5 cm große Stücke geschnitten.
1 Esslöffel Olivenöl.
1/2 Teelöffel getrockneter Thymian.
1/4 Teelöffel Knoblauchpulver.
Salz und frisch gemahlener schwarzer Pfeffer nach Geschmack

Aufschlüsselung der Vorbereitungszeit:

Hähnchenbrust vorbereiten: 2 Minuten (trocken tupfen)
Gewürze und Kräuter abmessen: 1 Minute
Gemüse schälen und zerkleinern: 5-7 Minuten.
Gesamtvorbereitungszeit: 15 Minuten (ungefähr)

Kochzeit: 40-45 Minuten

Anweisungen:

1. Backofen vorheizen: Heizen Sie Ihren Backofen auf 400 °F (200 °C) vor. Zur leichteren Reinigung ein Backblech mit Backpapier auslegen (optional).
2. Hähnchen würzen: Die Hähnchenbrüste mit Küchenpapier trocken tupfen. In einer kleinen Schüssel Olivenöl, Oregano, Knoblauchpulver, Paprika, Salz und Pfeffer

vermischen. Die Hähnchenbrüste von beiden Seiten großzügig mit der Gewürzmischung würzen.

3. Bereiten Sie das Gemüse vor: In einer separaten Schüssel die Süßkartoffelwürfel und grünen Bohnen mit Olivenöl, Thymian, Knoblauchpulver, Salz und Pfeffer vermischen.

4. Auf dem Backblech anordnen: Die gewürzten Süßkartoffelwürfel und grünen Bohnen in einer einzigen Schicht auf dem vorbereiteten Backblech verteilen. Die gewürzten Hähnchenbrüste auf das Gemüse legen.

5. Braten: 40–45 Minuten backen oder bis das Hähnchen gar ist (flockiges Fleisch mit leicht undurchsichtiger Mitte) und das Gemüse zart-knusprig ist.

6.Optionales Grillen: Für die letzten 2-3 Minuten des Garvorgangs können Sie Ihren Ofen auf Grillen (starke Hitze) umstellen, um eine knusprigere goldbraune Oberfläche für Hähnchen und Gemüse zu erzielen (beobachten Sie genau, um ein Anbrennen zu vermeiden).

7. Servieren: Nach dem Garen das Hähnchen und das Gemüse vorsichtig auf Teller verteilen. Sofort genießen!

Tipps:

Hähnchendicke: Wenn Ihre Hähnchenbrust sehr dick ist, müssen Sie die Garzeit möglicherweise um 5–10 Minuten verlängern.

Gemüseersatz: Sie können die grünen Bohnen durch anderes Gemüse wie Brokkoliröschen, Rosenkohl oder gehackte Karotten ersetzen.

Innentemperatur: Für ein genaues Garen verwenden Sie ein Fleischthermometer, um die Innentemperatur der Hähnchenbrust zu überprüfen. Um als sicher für den Verzehr zu gelten, sollte es an der dicksten Stelle des Fleisches eine Temperatur von 165 °F (74 °C) erreichen.

Reste: Reste von gebratenem Hähnchen und Gemüse können in einem luftdichten Behälter im Kühlschrank bis zu 3 Tage aufbewahrt werden. In einer Pfanne bei schwacher Hitze vorsichtig erhitzen, bis es durchgewärmt ist.

Diese Hähnchenbrust mit gerösteten Süßkartoffeln und grünen Bohnen ist eine einfache, schmackhafte und nahrhafte Blechmahlzeit, die sich perfekt für geschäftige Abende unter der Woche eignet. Mit minimaler Vorbereitung und einfacher Reinigung ist dieses Rezept eine großartige Möglichkeit, eine köstliche und ausgewogene Mahlzeit zu genießen.

Auf jeden Fall, hier ist ein Rezept für Garnelen mit Blumenkohlreis und Knoblauch-Kräuter-Sauce:

Dieses Gericht ist eine geschmackvolle und gesunde Kombination aus saftigen Garnelen, Blumenkohlreis und einer leichten und duftenden Knoblauch-Kräutersauce. Es ist eine perfekte Mahlzeit unter der Woche, die sowohl sättigend als auch einfach zuzubereiten ist.

Zutaten:

Für die Knoblauch-Kräutersauce:
1 Esslöffel Olivenöl.
2 Knoblauchzehen, gehackt.
1/4 Tasse gehackte frische Petersilie.
1 Esslöffel gehackter frischer Dill (oder 1/2 Teelöffel getrockneter Dill).
1/4 Teelöffel getrockneter Oregano.
1/4 Teelöffel rote Paprikaflocken (optional, für den Kick).
1/4 Tasse trockener Weißwein (oder Hühnerbrühe).
1/4 Tasse natriumarme Hühnerbrühe.
1 Esslöffel Zitronensaft.
Salz und frisch gemahlener schwarzer Pfeffer nach Geschmack

Für den Garnelen-Blumenkohl-Reis:
1 Pfund rohe Garnelen, geschält und entdarmt (aufgetaut, wenn sie gefroren sind).
1 Esslöffel Olivenöl.
1/2 Teelöffel Paprika.
1/4 Teelöffel Knoblauchpulver.
Salz und frisch gemahlener schwarzer Pfeffer nach Geschmack.
1 Kopf Blumenkohl, gerieben (oder 1 Beutel vorgeriebener Blumenkohl).
1/4 Tasse gehackte frische Petersilie (zum Garnieren, optional)

Aufschlüsselung der Vorbereitungszeit:

Knoblauch und Kräuter zerkleinern: 2 Minuten.
Gewürze und Kräuter abmessen: 1 Minute.
Blumenkohl reiben (falls kein vorgeriebener Reis verwendet wird): 5-7 Minuten
Zubereitung der Garnelen: 3–5 Minuten (abhängig vom gefrorenen/aufgetauten Zustand).
Gesamtvorbereitungszeit: 15 Minuten (ungefähr)

Kochzeit: 15–20 Minuten

Anweisungen:

1. Bereiten Sie die Knoblauch-Kräuter-Sauce zu (optional): In einem kleinen Topf Olivenöl bei mittlerer Hitze erhitzen. Den gehackten Knoblauch hinzufügen und 30 Sekunden lang kochen, bis er duftet. Gehackte Petersilie, Dill, Oregano und rote Paprikaflocken (falls verwendet) unterrühren. Eine weitere Minute kochen lassen.

2. Die Pfanne ablöschen: Den Weißwein (oder die Hühnerbrühe) hinzufügen und alle braunen Stücke vom Boden der Pfanne abkratzen. Zum Kochen bringen und 1-2 Minuten kochen lassen, oder bis der Alkohol leicht verkocht ist.

3. Restliche Soßenzutaten hinzufügen: Natriumarme Hühnerbrühe, Zitronensaft, Salz und Pfeffer hinzufügen. Zum Köcheln bringen und 2-3 Minuten kochen lassen, oder bis es leicht eingedickt ist. Die Pfanne vom Herd nehmen und beiseite stellen.

4. Garnelen kochen: In einer großen Bratpfanne oder Pfanne Olivenöl bei mittlerer Hitze erhitzen. Die Garnelen mit Paprika, Knoblauchpulver, Salz und Pfeffer würzen. Geben Sie die Garnelen in die Pfanne und kochen Sie sie 2–3 Minuten pro Seite oder bis sie rosa und undurchsichtig (durchgegart) sind. Die gekochten Garnelen aus der Pfanne nehmen und auf einem Teller beiseite stellen.

5. Bereiten Sie den Blumenkohlreis zu: Wenn Sie ganzen Blumenkohl verwenden, verarbeiten Sie die Röschen in einer Küchenmaschine, bis sie die Konsistenz von Reis haben. Der Einfachheit halber können Sie auch vorgeriebenem Blumenkohl verwenden. Erhitzen Sie eine separate Pfanne oder verwenden Sie dieselbe Pfanne, in der Sie die Garnelen gekocht haben (geben Sie bei Bedarf etwas mehr Olivenöl hinzu) bei mittlerer Hitze. Den geriebenen Blumenkohl dazugeben und unter gelegentlichem Rühren 3–4 Minuten kochen lassen, bis er durchgewärmt ist.

6. Das Gericht zusammenstellen: Den Blumenkohlreis auf Teller verteilen. Mit den gekochten Garnelen belegen und die würzige Knoblauch-Kräuter-Sauce über den Garnelen-Blumenkohl-Reis löffeln.

7. Garnieren und servieren: Mit einer Prise gehackter frischer Petersilie garnieren (optional) und sofort servieren.

Tipps:

Garnelengröße: Passen Sie die Garzeit je nach Größe Ihrer Garnelen leicht an.

Garen Sie die Garnelen nicht zu lange: Garnelen garen schnell, achten Sie also auf die Garzeit, um zu vermeiden, dass die Garnelen gummiartig werden.

Reste: Übrig gebliebene Garnelen, Blumenkohlreis und Soße können in separaten luftdichten Behältern bis zu 2 Tage im Kühlschrank aufbewahrt werden. In einer Pfanne bei schwacher Hitze vorsichtig erhitzen, bis es durchgewärmt ist.

Saucenvariationen: Für eine geschmackliche Variation können Sie der Knoblauch-Kräuter-Sauce einen Teelöffel Dijon-Senf oder einen Esslöffel Kapern hinzufügen.

Option ohne Meeresfrüchte: Für eine vegetarische Option ersetzen Sie die Garnelen durch Kichererbsen oder Tofu-Streusel.

Genießen Sie diese geschmackvolle und gesunde Garnele mit Blumenkohlreis und Knoblauch-Kräutersauce.

Kapitel 7: Süße Leckereien und sättigende Snacks.

Das Frucht-Joghurt-Parfait ist ein klassisches und einfach zuzubereitendes Dessert oder ein Snack, der sich perfekt dazu eignet, Ihre Naschkatzen zu stillen, ohne einen großen Zuckerschub zu verursachen. Es ist eine großartige Möglichkeit, frisches Obst, proteinreichen Joghurt und einen Hauch Crunch für einen köstlichen und ausgewogenen Genuss zu kombinieren.

Kalorienzahl:

Die Kalorienzahl kann je nach den verwendeten Zutaten variieren, aber ein typisches Parfait mit griechischem Naturjoghurt, Beeren und einer Prise Müsli kann zwischen 200 und 300 Kalorien liegen.

Nährwert-Information:

Wenig Zucker: Im Vergleich zu herkömmlichen Desserts sind Parfaits eine Option mit weniger Zucker, insbesondere wenn Sie Naturjoghurt verwenden und den zugesetzten Zucker aus Früchten und Toppings einschränken.
Protein- und kalziumreich: Griechischer Joghurt ist eine gute Quelle für Protein und Kalzium, die essentielle Nährstoffe für die Erhaltung der Muskel- und Knochengesundheit sind.
Ballaststoffreich: Früchte und Vollkornmüsli verleihen dem Parfait Ballaststoffe, fördern die Darmgesundheit und sorgen dafür, dass Sie sich länger satt fühlen.

Zutaten:

1 Tasse griechischer Naturjoghurt (oder nach Wunsch mit Vanillegeschmack)
1/2 Tasse frisches Obst (Beeren, Bananenscheiben, Mango usw.)
1/4 Tasse Müsli (oder gehackte Nüsse und Samen für eine nussigere Variante)
Optional: Ein Schuss Honig oder Ahornsirup (für einen Hauch zusätzlicher Süße)

Vorbereitungszeit: 5 Minuten

Anweisungen:

1. Geben Sie in ein durchsichtiges Glas oder Gefäß eine Schicht Ihres Lieblings-griechischen Joghurts hinein.
2. Belegen Sie den Joghurt mit frischen Früchten Ihrer Wahl.
3. Streuen Sie eine Schicht Müsli oder gehackte Nüsse und Samen über die Früchte.
4. Wiederholen Sie die Schichten (Joghurt, Obst, Müsli), falls gewünscht, um Ihr Glas zu füllen.
5. Für zusätzliche Süße mit etwas Honig oder Ahornsirup beträufeln (optional).
6. Genießen Sie Ihr erfrischendes und köstliches Obst- und Joghurtparfait!

Tipps:

Bereiten Sie Parfaits im Voraus zu und bewahren Sie sie im Kühlschrank auf, um ein schnelles und einfaches Frühstück oder einen Snack zum Mitnehmen zu erhalten.

Werden Sie kreativ mit Ihren Fruchtkombinationen! Entdecken Sie verschiedene saisonale Früchte mit einer Vielfalt an Geschmacksrichtungen und Farben.

Für eine kinderfreundliche Note fügen Sie eine Schicht Schokoladenstückchen oder -streusel hinzu.

Dunkle Schokolade mit Mandeln ist ein köstlicher und sättigender Snack, der den reichen, leicht bitteren Geschmack dunkler Schokolade mit der nussigen Knusprigkeit von Mandeln kombiniert. Es ist eine gute Quelle für Antioxidantien und kann eine gesunde Art sein, Ihre Naschkatzen zu verwöhnen.

Nährwert-Information:

Dunkle Schokolade: Achten Sie auf dunkle Schokolade mit mindestens 70 % Kakaoanteil, um die meisten gesundheitlichen Vorteile zu erzielen. Dunkle Schokolade ist eine gute Quelle für Antioxidantien, die dazu beitragen können, Ihre Zellen vor Schäden zu schützen. Es kann auch Vorteile für die Herzgesundheit und die Gehirnfunktion haben. Es ist jedoch wichtig zu beachten, dass dunkle Schokolade immer noch relativ kalorien- und fettreich ist. Genießen Sie sie daher in Maßen.
Mandeln: Mandeln sind eine gute Quelle für gesunde Fette, Proteine, Ballaststoffe, Vitamine und Mineralien. Sie können dazu beitragen, dass Sie sich satt und zufrieden fühlen, und sie können sich auch positiv auf die Herzgesundheit und die Blutzuckerkontrolle auswirken.

Hier sind einige Dinge, die Sie bei der Auswahl dunkler Schokolade mit Mandeln beachten sollten:

Kakaoanteil: Wie bereits erwähnt, entscheiden Sie sich für dunkle Schokolade mit mindestens 70 % Kakaoanteil, um die meisten gesundheitlichen Vorteile zu erzielen. Ein höherer Kakaogehalt führt im Allgemeinen zu weniger Zucker und mehr Antioxidantien.
Zugesetzter Zucker: Achten Sie auf zugesetzten Zucker in der Schokolade oder Überzügen auf den Mandeln. Suchen Sie nach Optionen mit minimalem Zuckerzusatz.
Portionsgröße: Achten Sie auf die Portionsgrößen. Eine typische Portion dunkler Schokolade mit Mandeln wiegt etwa 28 Gramm.

Genießen Sie dunkle Schokolade mit Mandeln in Maßen:

Obwohl dunkle Schokolade mit Mandeln eine gesunde Snackoption sein kann, ist es dennoch wichtig, sie in Maßen zu genießen. Der Kalorien- und Fettgehalt kann sich schnell summieren. Halten Sie sich daher an die empfohlene Portionsgröße.

Hier sind einige alternative gesunde Kombinationen mit dunkler Schokolade, wenn Sie etwas mehr Abwechslung suchen:

Früchte: Kombinieren Sie dunkle Schokolade mit frischen Früchten wie Beeren, Orangen oder Apfelscheiben für eine süße und erfrischende Kombination.

Nüsse und Samen: Mandeln sind eine klassische Wahl, aber Sie können auch andere Nüsse und Samen wie Erdnüsse, Cashewnüsse oder Kürbiskerne ausprobieren, um einen anderen Geschmack und eine andere Textur zu erhalten.

Nussbutter: Für einen Protein- und Ballaststoffschub eine dünne Schicht Nussbutter wie Erdnussbutter oder Mandelbutter auf ein Stück dunkle Schokolade streichen.

Genießen Sie dunkle Schokolade mit Mandeln im Rahmen einer ausgewogenen Ernährung.

Bratapfelscheiben mit Zimt sind eine einfache, aber sättigende Dessertoption, mit der Sie Ihre Naschkatzen stillen können, ohne zu zuckerhaltigen Leckereien greifen zu müssen.

Vorteile:

Gesund und nahrhaft: Äpfel sind eine gute Quelle für Ballaststoffe und Vitamin C. Beim Backen bleiben die meisten dieser Nährstoffe erhalten, was sie zu einer gesunden Dessertwahl macht.
Wenig Zucker: Im Vergleich zu herkömmlichen Desserts sind Bratäpfel von Natur aus süß und erfordern nur minimalen Zuckerzusatz.
Anpassbar: Sie können das Süße- und Geschmacksprofil mit verschiedenen Toppings und Gewürzen nach Ihren Wünschen anpassen.

Zutaten:

2-3 Äpfel (wie Honeycrisp, Fuji oder Gala)
1 Esslöffel geschmolzene Butter (oder Kokosöl für eine vegane Variante)
1/2 Teelöffel gemahlener Zimt
1/4 Teelöffel gemahlene Muskatnuss (optional)
Prise Salz (optional)
Optionale Toppings: Ein Schuss Honig oder Ahornsirup, gehackte Nüsse (Walnüsse, Pekannüsse), gehackte Trockenfrüchte (Rosinen, Preiselbeeren), eine Prise Müsli

Vorbereitungszeit: 10 Minuten (ungefähr)

Kochzeit: 20-25 Minuten

Anweisungen:

1. Backofen vorheizen: Heizen Sie Ihren Backofen auf 400 °F (200 °C) vor.
2. Bereiten Sie die Äpfel vor: Waschen und trocknen Sie die Äpfel. Sie können die Schale belassen, um Ballaststoffe hinzuzufügen, oder sie bei Bedarf schälen. Schneiden Sie die Äpfel in dünne Scheiben (ca. 1/4 Zoll dick), damit sie gleichmäßig garen.
3. Ordnen Sie die Äpfel an: Verteilen Sie die Apfelscheiben in einer Schicht auf einem mit Backpapier ausgelegten Backblech (zur leichteren Reinigung).

4. Mit Zimt und Zucker beträufeln: In einer kleinen Schüssel geschmolzene Butter, gemahlenen Zimt, Muskatnuss (falls verwendet) und eine Prise Salz (optional) vermischen. Die Apfelscheiben gleichmäßig mit der Zimt-Zucker-Mischung bestreichen.

5. Backen: Backen Sie die Apfelscheiben 20–25 Minuten lang oder bis die Äpfel zart und an den Rändern leicht goldbraun sind.

6. Optionale Toppings: Während der letzten Backminuten können Sie für zusätzliche Süße einen Spritzer Honig oder Ahornsirup über die Apfelscheiben geben.

7. Servieren: Nach dem Backen die Apfelscheiben aus dem Ofen nehmen und vor dem Servieren etwas abkühlen lassen. Genießen Sie sie warm oder bei Zimmertemperatur. Topping mit Ihren Lieblingsspeisen wie gehackten Nüssen, Trockenfrüchten oder einer Prise Müsli für mehr Geschmack und Textur.

Tipps:

Apfelsorte: Wählen Sie Äpfel, die beim Backen ihre Form gut behalten, wie z. B. Honeycrisp, Fuji oder Gala.

Schnittstärke: Dünnere Apfelscheiben garen schneller und werden weicher. Für eine zähe Konsistenz etwas dickere Scheiben verwenden.

Reste: Übrig gebliebene Bratapfelscheiben können in einem luftdichten Behälter im Kühlschrank bis zu 3 Tage aufbewahrt werden. Erhitzen Sie sie vorsichtig im Ofen oder in der Mikrowelle, bis sie durchgewärmt sind.

Bratapfelscheiben mit Zimt sind eine köstliche und gesunde Art, ein warmes und sättigendes Dessert zu genießen. Sie sind einfach zuzubereiten, erfordern nur minimale Zutaten und können an Ihre Geschmacksvorlieben angepasst werden.

Selbstgemachte Energiehäppchen sind eine perfekte, gesunde Snack-Option voller Nährstoffe und Geschmack. Sie eignen sich hervorragend für morgens unterwegs, als Energiequelle vor dem Training oder als Muntermacher am Nachmittag. Außerdem machen sie Spaß und lassen sich ganz einfach mit Ihren Lieblingszutaten individuell gestalten!

Vorteile:

Natürliche Zutaten: Sie kontrollieren die Zutaten, die in Ihren Energiehäppchen enthalten sind, und stellen sicher, dass sie frei von zugesetztem Zucker, Konservierungsmitteln und künstlichen Aromen sind.

Anpassbar: Mit einem Grundrezept können Sie endlose Geschmackskombinationen aus verschiedenen Nüssen, Samen, Trockenfrüchten und Gewürzen kreieren.

Nährstoffreich: Vollgepackt mit Zutaten wie Hafer, Nüssen, Samen und Trockenfrüchten sind diese Häppchen eine gute Quelle für Ballaststoffe, Proteine, gesunde Fette sowie wichtige Vitamine und Mineralien.

Ohne Backen: Dieses Rezept erfordert kein Backen und ist somit eine schnelle und bequeme Möglichkeit, einen gesunden Snack zuzubereiten.

Zutaten (Grundrezept):

1 Tasse Haferflocken (altmodische oder schnelle Haferflocken)

1/2 Tasse Nussbutter (Erdnussbutter, Mandelbutter, Cashewbutter usw.)

1/4 Tasse Honig oder Ahornsirup (oder ein anderes flüssiges Süßungsmittel wie Agavennektar)

1/4 Tasse Trockenfrüchte (gehackte Datteln, Rosinen, Preiselbeeren usw.)

1/4 Tasse gehackte Nüsse und/oder Samen (Leinsamen, Chiasamen, Hanfsamen, Erdnüsse, Mandeln, Walnüsse usw.)

1/2 Teelöffel gemahlener Zimt (optional)

Prise Salz (optional)

Optionale Add-Ins:

Kokosraspeln

Mini-Schokoladenstückchen (dunkle Schokolade für eine gesündere Variante)

Kakaopulver

Trockenfruchtstücke (Mango, Aprikosen)

Gepuffter Quinoa

Proteinpulver (für einen zusätzlichen Proteinschub)

Vorbereitungszeit: 10 Minuten (ungefähr)

Ruhezeit: 30 Minuten (mindestens)

Anweisungen:

1. In einer großen Schüssel alle trockenen Zutaten vermischen: Haferflocken, gehackte Nüsse und Samen, Trockenfrüchte, gemahlenen Zimt (falls verwendet) und eine Prise Salz (falls verwendet).
2. Die feuchten Zutaten untermischen: Nussbutter und Honig (oder Ahornsirup) zur trockenen Zutatenmischung hinzufügen. Gut umrühren, bis alles gleichmäßig vermischt ist und ein klebriger Teig entsteht.
3. Bissen formen: Den Teig mit den Händen zu mundgerechten Kugeln rollen. Wenn sich die Mischung zu trocken anfühlt, können Sie Ihre Hände leicht anfeuchten.
4. Den Teig abkühlen lassen: Die geformten Energiehäppchen auf ein mit Backpapier ausgelegtes Backblech legen. Mindestens 30 Minuten kühl stellen, bis es fest ist. Dadurch können sich die Aromen vermischen und die Bissen fest werden.

Tipps:

Süße anpassen: Der Süßegrad kann je nach Wunsch angepasst werden. Beginnen Sie mit weniger Honig oder Ahornsirup und fügen Sie je nach Geschmack mehr hinzu.

Nussbutter-Alternativen: Wenn Sie unter einer Nussallergie leiden, können Sie Sonnenblumenkernbutter oder Tahini als Nussbutter-Ersatz verwenden.

Feuchtigkeitsgehalt: Wenn sich die Mischung zu trocken und bröckelig anfühlt, fügen Sie ein oder zwei Esslöffel geschmolzenes Kokosöl oder Honig hinzu, um alles zu vermischen.

Lagerung: Bewahren Sie übriggebliebene Energy Bites bis zu einer Woche in einem luftdichten Behälter im Kühlschrank auf oder frieren Sie sie für eine längere Lagerung ein.

Selbstgemachte Energiehäppchen sind eine vielseitige und leckere Snack-Variante. Mit dem Grundrezept und unzähligen Anpassungsmöglichkeiten können Sie eine Vielzahl von Energiehäppchen kreieren, die Ihrem Geschmackssinn und Ihren Ernährungsbedürfnissen entsprechen.

Gefrorene Beeren mit einem Hauch Honig sind ein einfacher, aber sättigender Snack, der sich perfekt für heiße Sommertage oder immer dann eignet, wenn Sie Lust auf etwas Süßes und Erfrischendes haben. Es ist eine gesunde und köstliche Art, die Vorteile von Beeren ohne übermäßigen Zuckerzusatz zu genießen.

Vorteile:

Nährstoffreich: Gefrorene Beeren sind eine gute Quelle für Vitamine, Antioxidantien und Ballaststoffe. Sie können Ihr Immunsystem stärken, die Verdauung verbessern und zur allgemeinen Gesundheit beitragen.
Schneller und einfacher Snack: Gefrorene Beeren erfordern keine Zubereitung und sind somit ein praktischer und gesunder Snack zum Mitnehmen.
Wenig Zucker: Im Vergleich zu zuckerhaltigen Leckereien bieten gefrorene Beeren mit einem Hauch Honig einen natürlich süßen und erfrischenden Snack mit minimalem Zuckerzusatz.
Erfrischend und vielseitig: Gefrorene Beeren eignen sich perfekt für einen kühlen und erfrischenden Snack an einem heißen Tag. Sie können sie pur mit einem Schuss Honig genießen oder in Smoothies, Joghurtparfaits oder Haferflocken einarbeiten.

Zutaten:

1 Tasse gefrorene Beeren (Ihrer Wahl – Blaubeeren, Himbeeren, Erdbeeren, Brombeeren, eine Mischung)
1-2 Teelöffel Honig (oder nach Geschmack)
Optionale Zusätze: Ein Spritzer Zitronensaft, eine Prise gehackte Minzblätter

Anweisungen:

1.Beeren abmessen: 1 Tasse Ihrer bevorzugten gefrorenen Beeren in eine Schüssel geben.
2. Mit Honig beträufeln: 1 Teelöffel Honig zu den gefrorenen Beeren geben. Beginnen Sie mit einer kleineren Menge und probieren Sie es aus. Für zusätzliche Süße können Sie jederzeit mehr Honig hinzufügen.
3. Optionale Zusätze: Für einen zusätzlichen Geschmack können Sie etwas frischen Zitronensaft auspressen oder ein paar gehackte Minzblätter über die Beeren streuen.
4. Rühren Sie die Beeren vorsichtig um, damit sie gleichmäßig mit dem Honig bedeckt sind, und genießen Sie Ihren erfrischenden gefrorenen Beerensnack.

Tipps:

Honigalternativen: Wenn Sie lieber ganz auf Honig verzichten möchten, können Sie für einen Hauch Süße einen Spritzer Ahornsirup oder ein paar Tropfen Stevia verwenden.

Etwas auftauen lassen: Für eine weichere Konsistenz lassen Sie die gefrorenen Beeren einige Minuten bei Zimmertemperatur auftauen, bevor Sie den Honig hinzufügen.

Portionskontrolle: Auch wenn gefrorene Beeren ein gesunder Snack sind, achten Sie auf die Portionsgrößen. Der natürliche Zucker in Früchten kann sich trotzdem summieren.

Alternative zu gefrorenem Joghurt: Für eine cremigere Variante mischen Sie gefrorene Beeren mit einem Klecks Naturjoghurt für einen schnellen und gesunden gefrorenen Joghurtgenuss.

Genießen Sie diesen einfachen und köstlichen Snack aus gefrorenen Beeren mit einem Hauch Honig.

Teil 3: Gut leben mit Diabetes.

Kapitel 8: Aufrechterhaltung der Flüssigkeitszufuhr für optimale Gesundheit.

Flüssigkeitszufuhr ist für jeden wichtig, aber besonders wichtig wird sie für Menschen mit Diabetes, insbesondere nach dem 50. Lebensjahr. Hier finden Sie eine umfassende Erklärung, warum:

Was ist Flüssigkeitszufuhr?

Unter Hydratation versteht man die ausreichende Flüssigkeitsaufnahme, um den Wasserhaushalt des Körpers aufrechtzuerhalten. Wasser ist für verschiedene Körperfunktionen unerlässlich, darunter:

Regulierung der Körpertemperatur: Wasser hilft, den Schweiß zu verdunsten und hält Sie kühl.
Schmierende Gelenke: Die richtige Flüssigkeitszufuhr sorgt dafür, dass Ihre Gelenke reibungslos funktionieren.
Fördert die Verdauung: Wasser hilft, die Nahrung durch Ihr Verdauungssystem zu transportieren und beugt Verstopfung vor.
Transport von Nährstoffen: Wasser transportiert wichtige Nährstoffe zu Ihren Zellen.
Ausspülen von Abfallprodukten: Wasser hilft Ihren Nieren, Abfallprodukte aus Ihrem Körper auszuscheiden.

Warum ist Flüssigkeitszufuhr für die Diabetesbehandlung wichtig?

Menschen mit Diabetes, insbesondere über 50, sind aus mehreren Gründen anfälliger für Dehydrierung:

Hoher Blutzuckerspiegel: Diabetes verursacht einen hohen Blutzuckerspiegel, der zu häufigem Wasserlassen führen kann. Dies kann dazu führen, dass die Körperflüssigkeiten verbraucht werden, wenn Sie sie nicht ausreichend ersetzen.
Erhöhter Durst: Der Körper scheidet überschüssigen Zucker über den Urin aus, was zu erhöhtem Durst führt. Da jedoch nicht jeder ein starkes Durstgefühl verspürt, ist es wichtig, ausreichend Flüssigkeit zu sich zu nehmen, auch wenn Sie keinen Durst verspüren.

Nierenprobleme: Diabetes kann das Risiko von Nierenproblemen erhöhen. Dehydrierung kann die Nieren zusätzlich belasten.

Altersbedingte Veränderungen: Mit zunehmendem Alter kann unser Durstgefühl nachlassen, weshalb es umso wichtiger ist, auf die Flüssigkeitsaufnahme zu achten.

Vorteile der richtigen Flüssigkeitszufuhr für die Diabetesbehandlung:

Verbesserte Blutzuckerkontrolle: Studien deuten darauf hin, dass eine gute Flüssigkeitszufuhr zur Verbesserung der Blutzuckerkontrolle beitragen kann.

Reduziertes Risiko einer diabetischen Ketoazidose (DKA): DKA ist eine schwerwiegende Komplikation von Diabetes, die durch Dehydrierung ausgelöst werden kann.

Geringeres Risiko für Harnwegsinfektionen (HWI): Harnwegsinfekte kommen bei Diabetikern häufiger vor und eine ausreichende Flüssigkeitszufuhr kann dabei helfen, sie zu verhindern.

Verbesserte allgemeine Gesundheit: Die richtige Flüssigkeitszufuhr trägt zu einer besseren allgemeinen Gesundheit und einem besseren Wohlbefinden bei.

Wie viel Wasser sollte man mit Diabetes nach 50 trinken?

Es gibt keine allgemeingültige Antwort, aber eine allgemeine Empfehlung lautet, etwa 1,5–2 Liter (4–6 Gläser) Wasser pro Tag zu trinken. Allerdings können mehrere Faktoren Ihre individuellen Bedürfnisse beeinflussen:

Aktivitätsgrad: Wenn Sie aktiv sind, müssen Sie mehr trinken, um den Flüssigkeitsverlust durch Schweiß auszugleichen.

Klima: Heißes und feuchtes Klima erfordert eine erhöhte Flüssigkeitsaufnahme.

Gesundheitszustände: Bestimmte Medikamente oder Gesundheitszustände können eine Anpassung der Flüssigkeitsaufnahme erforderlich machen.

Tipps, um nach 50 mit Diabetes hydriert zu bleiben:

Nehmen Sie eine wiederverwendbare Wasserflasche mit: Tragen Sie sie den ganzen Tag über bei sich, damit Sie regelmäßig daran nippen können.

Erinnerungen einrichten: Verwenden Sie Alarme oder Telefonbenachrichtigungen, um sich daran zu erinnern, Wasser zu trinken.

Aromatisieren Sie Ihr Wasser: Fügen Sie Zitronen-, Gurken- oder Beerenscheiben zum Wasser hinzu, um ihm eine erfrischende Note zu verleihen.

Wählen Sie wasserreiche Lebensmittel: Nehmen Sie Obst und Gemüse wie Wassermelone, Melone, Sellerie und Spinat in Ihre Ernährung auf.

Achten Sie auf die Farbe Ihres Urins: Hellgelber Urin weist auf eine gute Flüssigkeitszufuhr hin, während dunkelgelber Urin auf Dehydrierung hindeutet.

Konsultieren Sie Ihren Arzt: Besprechen Sie Ihren individuellen Flüssigkeitsbedarf mit Ihrem Arzt, insbesondere wenn Sie Bedenken haben.

Die richtige Flüssigkeitszufuhr ist ein wichtiger Bestandteil der Diabetes-Behandlung, insbesondere nach dem 50. Lebensjahr. Wenn Sie die Bedeutung der Flüssigkeitszufuhr verstehen und diese Tipps befolgen, können Sie Ihre Gesundheit im Auge behalten und eine bessere Lebensqualität genießen.

Bedeutung von Wasser und Tipps, um hydriert zu bleiben

Wasser ist der wichtigste Nährstoff für Ihren Körper. Es macht etwa 60 % Ihres Körpergewichts aus und spielt bei nahezu allen Körperfunktionen eine entscheidende Rolle. Deshalb ist es für Ihre Gesundheit wichtig, ausreichend Flüssigkeit zu sich zu nehmen:

Reguliert die Körpertemperatur: Wasser hilft Ihrem Körper beim Schwitzen, was Sie abkühlt und einer Überhitzung vorbeugt.

Schmiert die Gelenke: Die richtige Flüssigkeitszufuhr sorgt dafür, dass Ihre Gelenke gepolstert sind und reibungslos funktionieren.

Fördert die Verdauung: Wasser hilft, die Nahrung durch Ihr Verdauungssystem zu transportieren und beugt Verstopfung vor.

Liefert Nährstoffe: Wasser transportiert wichtige Nährstoffe zu Ihren Zellen im ganzen Körper.

Ausspülen von Abfallstoffen: Wasser hilft Ihren Nieren, Abfallprodukte und Giftstoffe aus Ihrem Körper auszuscheiden.

Gehirnfunktion: Selbst eine leichte Dehydrierung kann Ihre Stimmung, Konzentration und kognitive Funktion beeinträchtigen.

Körperliche Leistungsfähigkeit: Dehydrierung kann zu Müdigkeit, verminderter Ausdauer und Muskelkrämpfen führen.

Tipps, um hydriert zu bleiben:

Trinken Sie den ganzen Tag über Wasser, auch wenn Sie keinen Durst verspüren. Durst ist ein Zeichen von Dehydrierung. Versuchen Sie daher, regelmäßig Flüssigkeit zu sich zu nehmen.

Nehmen Sie eine wiederverwendbare Wasserflasche mit: Eine Wasserflasche bei sich zu haben dient als ständige Erinnerung daran, einen Schluck zu trinken und immer nachgefüllt zu haben.

Aromatisieren Sie Ihr Wasser: Fügen Sie Zitronen-, Gurken- oder Beerenscheiben zum Wasser hinzu, um ihm eine erfrischende Note zu verleihen. Dadurch kann klares Wasser attraktiver werden.

Erinnerungen einrichten: Verwenden Sie Telefonalarme oder Apps, um sich daran zu erinnern, in regelmäßigen Abständen Wasser zu trinken.

Essen Sie wasserreiche Lebensmittel: Obst und Gemüse wie Wassermelone, Melone, Sellerie und Spinat haben einen hohen Wassergehalt und tragen zu Ihrer täglichen Flüssigkeitsaufnahme bei.

Achten Sie auf die Farbe Ihres Urins: Hellgelber Urin weist auf eine gute Flüssigkeitszufuhr hin, während dunkelgelber Urin auf Dehydrierung hindeutet.

Berücksichtigen Sie Ihr Aktivitätsniveau: Wenn Sie in einer heißen Umgebung Sport treiben oder arbeiten, müssen Sie mehr Wasser trinken, um den Flüssigkeitsverlust durch Schweiß auszugleichen.

Fragen Sie Ihren Arzt: Wenn Sie Bedenken hinsichtlich Ihres Flüssigkeitsbedarfs haben, insbesondere wenn Sie unter bestimmten gesundheitlichen Problemen leiden, sprechen Sie mit Ihrem Arzt.

Indem Sie kleine Änderungen an Ihrem Tagesablauf vornehmen und diese Tipps berücksichtigen, können Sie sicherstellen, dass Sie ausreichend Flüssigkeit zu sich nehmen und die zahlreichen Vorteile genießen, die dieser für Ihre allgemeine Gesundheit und Ihr Wohlbefinden bietet.

Fünf (5) angereicherte Wässer und zuckerarme Getränke

1.Citrus Splash: Dieser Klassiker ist erfrischend und einfach. Kombinieren Sie geschnittene Zitronen, Orangen oder Grapefruits mit Wasser für einen natürlich süßen und würzigen Geschmack. Für eine besonders erfrischende Note können Sie auch ein paar Minzblätter hinzufügen.

2. Gurken-Minz-Kühler: Diese Kombination ist perfekt für einen heißen Sommertag. Zerdrücken oder schneiden Sie eine Gurke und geben Sie sie zusammen mit ein paar

frischen Minzblättern ins Wasser. Die Gurke sorgt für eine dezente Kühle, während die Minze für einen belebenden Geschmack sorgt.

3. Berry Bliss: Dies ist eine großartige Möglichkeit, Ihrem Wasser einen Hauch von Süße und Antioxidantien zu verleihen. Zerstoßen oder schneiden Sie Ihre Lieblingsbeeren (Erdbeeren, Himbeeren, Blaubeeren) und geben Sie sie ins Wasser. Lassen Sie es einige Stunden ruhen, damit sich die Aromen entfalten können.

4. Ingwerwürziges Wasser: Dies ist eine großartige Option, wenn Sie auf der Suche nach einem Hauch von Würze und potenziellen Vorteilen für die Verdauung sind. Reiben Sie etwas frische Ingwerwurzel und geben Sie sie in Ihr Wasser. Für zusätzlichen Geschmack können Sie auch einen Spritzer Zitrone oder ein paar Gurkenscheiben hinzufügen.

5.Sprudelnder Fruchtpunsch: Für eine sprudelnde und leicht süße Variante können Sie Ihren eigenen prickelnden Fruchtpunsch zubereiten. Kombinieren Sie Mineralwasser mit einem Spritzer Fruchtsaft (z. B. Cranberry- oder Granatapfelsaft) und fügen Sie Scheiben Ihrer Lieblingsfrüchte (Beeren, Orangen usw.) für zusätzlichen Geschmack hinzu.

Bonus-Getränke mit niedrigem Zuckergehalt:
1. Ungesüßter Eistee: Heißer oder eisgekühlter, ungesüßter Tee ist eine von Natur aus zuckerarme und aromatische Getränkeoption. Entdecken Sie verschiedene Sorten wie grünen Tee, schwarzen Tee oder Kräutertees auf Geschmack und potenzielle gesundheitliche Vorteile.

2. Selbstgemachter aromatisierter Kaffee: Kaffeeliebhaber können eine aromatisierte Variante ohne Zuckerzusatz genießen. Brühen Sie Ihren Kaffee wie gewohnt auf und fügen Sie für eine leichte Geschmacksvariation einen Schuss ungesüßten Vanilleextrakt, Zimt oder Muskatnuss hinzu.

Notiz: Auch bei natürlich süßen Früchten ist Mäßigung der Schlüssel. Sie können die Menge an Obst oder Saft, die Ihren Getränken hinzugefügt wird, jederzeit an Ihren Geschmacksvorlieben anpassen.

Kapitel 9: Knochengesundheit und Diabetes: Aufbau starker Knochen.

Der Zusammenhang zwischen Diabetes und Osteoporose.

Als Arzt Ihres Vertrauens möchte ich ein wichtiges Anliegen vieler meiner Patienten über 50 ansprechen: den oft unsichtbaren Zusammenhang zwischen Diabetes und Osteoporose. Während beide Erkrankungen für sich genommen von Bedeutung sind, stellt ihr Zusammenleben eine komplexe und möglicherweise verheerende Herausforderung für die Knochengesundheit dar. Lassen Sie uns tiefer in die Wissenschaft hinter diesem Zusammenhang eintauchen und Strategien zur effektiven Behandlung beider Erkrankungen erforschen.

Der biochemische Tanz ist schiefgegangen.
Diabetes, insbesondere Typ 1, aber auch Typ 2, stört das empfindliche Gleichgewicht Ihrer Knochen. Hier ist wie:

Chronisch hoher Blutzuckerspiegel: Ein erhöhter Blutzuckerspiegel kann verheerende Auswirkungen auf knochenbildende Zellen, sogenannte Osteoblasten, haben. Stellen Sie sie sich als kleine Bauarbeiter vor. In einer diabetischen Umgebung werden diese Arbeiter träge, was die Bildung starker neuer Knochen behindert.
Die schurkischen AGEs: Diabetes beschleunigt die Bildung von Advanced Glycation End Products (AGEs). Diese klebrigen Moleküle wirken wie Klebstoff, heften sich an Proteine im Knochen und machen diese brüchig. Stellen Sie sich AGEs als molekulare Handschellen vor, die die natürliche Fähigkeit des Knochens, sich anzupassen und zu stärken, einschränken.
Das Vitamin-D-Dilemma: Diabetes kann manchmal die Fähigkeit Ihres Körpers beeinträchtigen, Vitamin D aufzunehmen, einen wichtigen Nährstoff für die Kalziumaufnahme und die Knochengesundheit. Dies führt zu einem doppelten Problem: Es wird nicht nur die Knochenbildung beeinträchtigt, sondern auch der vorhandene Knochen kann seine Mineraldichte verlieren.

Typ-1- vs. Typ-2-Diabetes.

Die Auswirkungen von Diabetes auf die Knochengesundheit können je nach Typ unterschiedlich sein:

Typ-1-Diabetes: Personen mit Typ-1-Diabetes, die häufig in der Jugend diagnostiziert werden, haben früher im Leben ein höheres Risiko für Osteoporose. Dies kann auf eine Kombination von Faktoren zurückzuführen sein, darunter eine längere Expositionsdauer gegenüber hohem Blutzucker und mögliche Verzögerungen bei der Entwicklung der maximalen Knochenmasse.
Typ-2-Diabetes: Das Risiko bei Typ-2-Diabetes kann differenzierter sein. Faktoren wie Gewicht, Aktivitätsniveau und Medikamente zur Diabetesbehandlung können die Knochengesundheit beeinflussen. Die oben diskutierten zugrunde liegenden Mechanismen spielen jedoch immer noch eine Rolle.

Diabetes-Management für starke Knochen.

Die gute Nachricht ist, dass Sie weitgehende Kontrolle darüber haben, wie Sie die Auswirkungen von Diabetes auf Ihre Knochen abschwächen können. Hier ist Ihr persönlicher Aktionsplan:

Die Kontrolle des Blutzuckers ist von größter Bedeutung: Dies bleibt der Eckpfeiler der Diabetes-Behandlung. Indem Sie Ihren Blutzuckerspiegel in einem gesunden Bereich halten, können Sie die Voraussetzungen für eine gesunde Knochenbildung deutlich verbessern.
Bewegen Sie Ihren Körper, stärken Sie Ihre Knochen: Regelmäßige Belastungsübungen wie Gehen, Joggen oder Tanzen sind von entscheidender Bedeutung. Diese Aktivitäten stimulieren die Knochenzellen und fördern die Knochendichte. Betrachten Sie Sport als ein knochenstärkendes Training!
Ernährungsgewohnheiten für die Knochenstärke: Sorgen Sie für eine ausgewogene Ernährung, die reich an Kalzium und Vitamin D ist. Milchprodukte, Blattgemüse und angereicherte Lebensmittel sind ausgezeichnete Kalziumquellen. Erwägen Sie nach Rücksprache mit Ihrem Arzt die Einnahme von Vitamin-D-Ergänzungsmitteln, um mögliche Mängel zu beheben.
Die Bedeutung von Knochendichtescans: Unterschätzen Sie nicht den Wert eines Knochendichtescans (DXA-Scans). Dieser schmerzlose Test hilft, Ihre Knochenmineraldichte zu beurteilen und mögliche Osteoporose frühzeitig zu erkennen. Die Früherkennung ermöglicht eine rechtzeitige Intervention und Behandlung.

Während einige zur Diabetesbehandlung eingesetzte Medikamente Nebenwirkungen auf die Knochengesundheit haben können, können wir gemeinsam einen Behandlungsplan erstellen, der beide Erkrankungen effektiv angeht. Aus diesem Grund wurde dieses Kochbuch geschrieben, um bei der natürlichen Bewältigung der Situation zu helfen. Offene Kommunikation und Zusammenarbeit sind der Schlüssel. Möglicherweise gibt es alternative Medikamente oder Anpassungen bestehender Medikamentendosis, um Ihre Pflege zu optimieren.

Notiz: SieDu bist auf dieser Reise nicht allein. Indem wir den Zusammenhang zwischen Diabetes und Osteoporose verstehen, einen proaktiven Ansatz zur Diabetesbehandlung verfolgen und zusammenarbeiten, können wir Sie dabei unterstützen, starke Knochen und eine gesunde Zukunft zu bewahren.

Rezepte: Kalzium- und Vitamin-D-reiche Gerichte

Kraftvolle Rezepte mit Kalzium und Vitamin D: Ein kulinarischer Ansatz für die Knochengesundheit

Frühstück für Champions:
Sunshine Citrus Smoothie Bowl (reich an Vitamin D und Kalzium): Mischen Sie griechischen Joghurt (Kalzium), Orangenscheiben (Vitamin D), Mangostücke (Vitamin D), eine Handvoll Spinat (Kalzium) und einen Schuss Mandelmilch ein erfrischender und nahrhafter Start in den Tag. Geben Sie Chiasamen (Kalzium) und einen Schuss Honig darüber, um zusätzlichen Geschmack und Konsistenz zu erhalten.

Florentiner Eier mit geräuchertem Lachs (reich an Vitamin D und Kalzium): Pochieren Sie zwei Eier und servieren Sie sie auf einem Bett aus welkem Spinat (Kalzium), beträufelt mit Olivenöl und gewürzt mit Knoblauch. Ergänzen Sie das Ganze mit Scheiben geräuchertem Lachs (Vitamin D) für ein protein- und kalziumreiches Frühstück.

Vitalität zur Mittagszeit:

Lachs-Caesar-Salat mit cremigem Avocado-Dressing (reich an Vitamin D und Kalzium): Grillen oder backen Sie ein Lachsfilet (Vitamin D) und raspeln Sie es über einem Bett aus Römersalat (Kalzium) mit Kirschtomaten, Gurkenscheiben und zerbröckeltem Feta-Käse (Kalzium). Mischen Sie Avocado, Zitronensaft, Knoblauch und einen Hauch Joghurt (Kalzium) zu einem cremigen und aromatischen Dressing.

Kichererbsen- und Grünkohl-Buddha-Bowl mit Tahini-Beträufeln (reich an Kalzium und Vitamin D (Pilze)): Kombinieren Sie gekochte Kichererbsen (Kalzium), gehackten Grünkohl (Kalzium), geröstete Süßkartoffelwürfel, geschnittene rote Zwiebeln und zerbröselte Walnüsse in einer Schüssel. Geben Sie zum Schluss einen Spritzer Tahini

(Kalzium), verdünnt mit Zitronensaft und Wasser. Für einen zusätzlichen Vitamin-D-Schub fügen Sie sautierte Pilzscheiben hinzu.

Köstlichkeiten beim Abendessen:

Cremige Tomatennudeln mit Ricotta und Spinat (reich an Vitamin D und Kalzium): Mischen Sie gekochte Vollkornnudeln mit einer hausgemachten Tomatensauce aus frischen Tomaten oder Dosentomaten, Knoblauch und italienischen Kräutern. Für eine cremige und sättigende Mahlzeit Ricotta-Käse (Kalzium) und getrockneten Spinat (Kalzium) unterrühren.

Gebackener Kabeljau mit Zitronen-Kräuterkruste und geröstetem Spargel (reich an Vitamin D und Kalzium): Würzen Sie ein Kabeljaufilet (Vitamin D) mit Zitronenschale, gehackten frischen Kräutern und Semmelbröseln. Backen, bis es flockig und goldbraun ist. Zusammen mit gerösteten Spargelstangen servieren, mit Olivenöl beträufeln und mit Parmesankäse (Kalzium) bestreut servieren.

Süße Leckereien mit einem gesunden Touch:

Gefrorene Joghurtrinde mit Beeren und Nüssen (reich an Kalzium und Vitamin D (angereicherter Joghurt)): Mischen Sie griechischen Naturjoghurt (Kalzium) mit einem Hauch Honig und Vanilleextrakt. Gießen Sie die Mischung auf ein mit Backpapier ausgelegtes Backblech und bestreuen Sie sie mit gehackten Beeren und Nüssen (Mandeln für zusätzliches Kalzium). Für ein köstliches und erfrischendes, kalzium- und Vitamin-D-reiches Vergnügen (Vitamin D aus angereichertem Joghurt) einige Stunden einfrieren.

Bratäpfel mit cremiger Nussbutterfüllung (reich an Kalzium und Vitamin D (angereicherte Milch)): Äpfel entkernen und mit einer Mischung aus Nussbutter (Kalzium), einem Schuss Milch (Vitamin D aus angereicherter Milch) und gehackten Zutaten füllen Trockenfrüchte wie Datteln oder Aprikosen. Backen, bis die Äpfel weich sind und die Füllung warm und sprudelnd ist.

Notiz: Dies sind nur ein paar Rezeptideen, die Ihnen den Einstieg erleichtern sollen. Entdecken Sie verschiedene Zutaten und Geschmacksrichtungen, um gesunde und köstliche Mahlzeiten zu kreieren, die Ihren Vorlieben entsprechen.
Überprüfen Sie unbedingt die Lebensmitteletiketten auf den Kalzium- und Vitamin-D-Gehalt. Entscheiden Sie sich nach Möglichkeit für angereicherte Optionen (z. B. angereicherte Milch, Müsli).

Wenden Sie sich an einen registrierten Ernährungsberater, um eine individuelle Ernährungsberatung zur Behandlung Ihres Diabetes und zur Unterstützung Ihrer Knochengesundheit zu erhalten.

Indem Sie diese kalzium- und Vitamin-D-reichen Gerichte in Ihre Ernährung integrieren, können Sie einen proaktiven Ansatz für den Erhalt starker Knochen und eine gesunde Zukunft verfolgen.

Kapitel 10: Gesundes Gewichtsmanagement für über 50-Jährige.

Der Einfluss des Gewichts auf die Diabeteskontrolle.

Betrachten Sie Ihren Körper als ein großes Orchester, eine komplexe Harmonie zusammenarbeitender Organe. Bei Diabetes wird diese harmonische Funktion durch überschüssigen Zucker im Blutkreislauf gestört, als würde ein falsches Instrument dröhnen. Das Gewichtsmanagement ist der Dirigent und schwingt den Taktstock, um alles wieder in Einklang zu bringen. Lassen Sie uns in das großartige Konzert aus Gewichtsmanagement und Diabeteskontrolle eintauchen.

Übergewicht beeinträchtigt direkt die Insulinreaktion Ihres Körpers. Insulin, ein von Ihrer Bauchspeicheldrüse produziertes Hormon, fungiert als Schlüssel, der Ihre Zellen öffnet und es ihnen ermöglicht, Zucker (Glukose) aus dem Blutkreislauf zur Energiegewinnung aufzunehmen. Wenn Sie zusätzliche Pfunde mit sich herumschleppen, werden Ihre Zellen resistent gegen den Charme von Insulin, wie sture Zuschauer, die sich weigern, zuzuhören. Bei dieser steigenden Zuckerflut im Blutkreislauf, die als Hyperglykämie bezeichnet wird, singt der Leadsänger eine unpassende Melodie, das Markenzeichen von Diabetes.

Das Gewichtsmanagement greift wie ein erfahrener Dirigent ein und bringt die Insulinsensitivität Ihres Körpers sanft wieder in Schwung. Indem Sie überschüssiges Gewicht verlieren, erhöhen Sie im Wesentlichen die Anzahl der aufnahmefähigen Zellen, die mit Hilfe von Insulin Zucker aufnehmen möchten. Diese schöne Harmonie führt zu einem niedrigeren Blutzuckerspiegel, einem entscheidenden Schritt bei der Behandlung von Diabetes. Betrachten Sie es als ein abtrünniges Instrument, das endlich seine richtige Melodie findet und sich nahtlos in die Gesamtkomposition einfügt.

Die Vorteile gehen über die reine Blutzuckerkontrolle hinaus. Fettgewebe, insbesondere das viszerale Fett um Ihre Organe, verhält sich wie ein schelmischer Gremlin, der entzündliche Chemikalien ausstößt, die das empfindliche Stoffwechselgleichgewicht Ihres Körpers stören. Gewichtsmanagement geht diesen Gremlin frontal an. Wenn Sie Gewicht verlieren, nimmt das viszerale Fett ab, was zu einer Verringerung dieser Entzündungssignale führt. Dies wiederum verbessert die allgemeine

Insulinempfindlichkeit Ihres Körpers und unterstützt so die Blutzuckerkontrolle. Stellen Sie sich vor, dass der Klang des Orchesters reicher und voller wird, wenn die störenden Hintergrundgeräusche verschwinden.

Aber die Auswirkungen gehen noch tiefer. Gewichtsmanagement, insbesondere durch Strategien wie erhöhte körperliche Aktivität, kommt Ihren Muskeln direkt zugute. Muskelgewebe verhält sich wie ein treuer Ersatzsänger, der bereitwillig Zucker aus dem Blutkreislauf aufnimmt, um Energie zu gewinnen. Durch regelmäßiges Training bauen Sie mehr Muskelmasse auf, wodurch ein größeres und empfänglicheres Publikum für Zucker entsteht und Insulin bei seiner Rolle weiter unterstützt wird. Dies führt zu einer noch besseren Kontrolle des Blutzuckerspiegels, als würde das Orchester ein kraftvolles und klangvolles Finale erzielen.

Der Einfluss der Gewichtskontrolle auf die Diabeteskontrolle geht über den physischen Bereich hinaus. Das Abnehmen von Übergewicht kann Ihre Lebensqualität deutlich verbessern. Eine Gewichtsabnahme kann Ihre Beweglichkeit und Ausdauer verbessern und Ihnen die Teilnahme an Aktivitäten ermöglichen, die Sie zuvor möglicherweise als Herausforderung empfunden haben. Diese neu gewonnene Freiheit führt zu einem Gefühl der Ermächtigung und eines verbesserten Selbstwertgefühls, als würde sich der Dirigent unter tosenden Ovationen des Publikums wohlverdient verbeugen.

Denken Sie daran, dass es beim Gewichtsmanagement nicht darum geht, eine bestimmte Zahl auf der Waage zu erreichen; Es geht darum, eine Harmonie des Wohlbefindens in Ihrem Körper herzustellen. Durch einen nachhaltigen Ansatz, der sich auf gesunde Ernährung, regelmäßige Bewegung und Verhaltensänderungen konzentriert, können Sie Ihren Körper in die Lage versetzen, Diabetes effektiv zu bewältigen und so den Weg für ein gesünderes und erfüllteres Leben zu ebnen. Es ist eine Reise, kein Ziel, aber mit jedem Schritt zu einem gesünderen Gewicht schaffen Sie eine wunderbare Harmonie aus Gesundheit und Wohlbefinden.

Strategien für eine gesunde Gewichtsabnahme in späteren Jahren

1. Fokus auf Protein und Ballaststoffe: Mit zunehmendem Alter nimmt unsere Muskelmasse auf natürliche Weise ab und der Stoffwechsel verlangsamt sich. Dies kann die Gewichtsabnahme schwieriger machen. Allerdings kann die Einbeziehung von Proteinen und Ballaststoffen in Ihre Ernährung bahnbrechend sein. Protein hilft beim Aufbau und Erhalt von Muskelmasse, wodurch Ihr Stoffwechsel effizient brennt. Ballaststoffe sorgen dafür, dass Sie sich länger satt fühlen, verringern den Heißhunger und helfen bei der Portionskontrolle.

Protein-Power: Integrieren Sie magere Proteinquellen wie gegrilltes Hähnchen, Fisch, Bohnen, Linsen und Tofu in Ihre Mahlzeiten und Snacks.

Fibre Fiesta: Füllen Sie Ihren Teller mit ballaststoffreichem Gemüse, Obst (Beeren sind eine tolle Option!), Vollkornprodukten (brauner Reis, Quinoa) und Hülsenfrüchten. Diese Lebensmittel sorgen dafür, dass Sie sich satt fühlen und helfen, Ihren Blutzuckerspiegel zu regulieren.

2.Krafttraining ist Ihr neuer bester Freund: Während Cardio wichtig ist, wird Krafttraining ab 50 noch wichtiger für das Gewichtsmanagement. Der Aufbau von Muskelmasse hilft, den Stoffwechsel anzukurbeln, verbessert die Knochendichte (wichtig für die Vorbeugung von Osteoporose) und erhöht Kraft und Stabilität, wodurch das Sturzrisiko verringert wird.

Beginnen Sie einfach: Beginnen Sie mit Körpergewichtsübungen wie Kniebeugen, Ausfallschritten, Planks und Liegestützen. Wenn Sie stärker werden, können Sie nach und nach Widerstandsbänder oder leichte Gewichte einbauen.

Finden Sie Aktivitäten, die Ihnen Spaß machen: Ziehen Sie Aktivitäten wie Yoga, Pilates oder Tai Chi in Betracht, die Krafttrainingselemente beinhalten und zusätzliche Vorteile wie Flexibilität und Verbesserung des Gleichgewichts bieten.

3. Achtsames Essen für achtsames Abnehmen: Emotionales Essen und gedankenloses Naschen können Ihre Bemühungen zur Gewichtsabnahme sabotieren. Das Üben achtsamer Esstechniken kann Ihnen dabei helfen, eine gesunde Beziehung zum Essen aufzubauen und bewusste Entscheidungen zu treffen.

Entschleunigen und genießen: Essen Sie langsam, genießen Sie jeden Bissen und achten Sie auf die Hunger- und Sättigungssignale Ihres Körpers.

Planen Sie Ihre Mahlzeiten und Snacks: Die Verfügbarkeit gesunder Optionen verringert die Versuchung, bei Hunger zu ungesunden Snacks zu greifen.

Ablenkungen reduzieren: Schalten Sie während des Essens den Fernseher oder das Telefon aus, um gedankenlosen Überkonsum zu vermeiden.

Abschluss.

Glückwunsch! Auf Ihrer bemerkenswerten Reise zu einem gesünderen Ich. Diese Untersuchung hat die Kraft eines kombinierten Ansatzes für das Wohlbefinden hervorgehoben, der köstliche Rezepte, informative Diskussionen zum Diabetes-Management und die Bedeutung der Gewichtskontrolle vereint.

Fassen wir noch einmal die wichtigsten Highlights zusammen:

Kraftvolle Gerichte mit Kalzium und Vitamin D: Wir haben eine Vielzahl köstlicher Rezepte untersucht, die reich an Kalzium und Vitamin D sind, essentielle Nährstoffe für starke Knochen und die allgemeine Gesundheit. Von Sonnenschein-Smoothies bis hin zu cremigen Tomatennudeln zeigen diese Gerichte, wie schmackhaft und sättigend Nahrung sein kann.

Diabetes und seine Behandlung verstehen: Wir haben uns mit der Komplexität von Diabetes befasst, seine Ursachen entschlüsselt und die Bedeutung wirksamer Managementstrategien erläutert. Indem Sie sich auf gesunde Ernährung, regelmäßige Bewegung und achtsame Gewohnheiten konzentrieren, können Sie Ihren Körper in die Lage versetzen, den Blutzuckerspiegel zu regulieren.

Gewichtsmanagement: Der Dirigent der Symphonie: Wir haben die entscheidende Rolle des Gewichtsmanagements bei der Diabeteskontrolle enthüllt. So wie ein Dirigent ein Orchester leitet, hilft Gewichtsmanagement dabei, die Insulinsensitivität Ihres Körpers zu steuern, was zu einer verbesserten Blutzuckerkontrolle und einem gesünderen Stoffwechsel führt.

Hinweis: TDies ist kein Ziel, sondern eine kontinuierliche Reise zu einem gesünderen und glücklicheren Menschen. Hier sind einige abschließende Erkenntnisse, die Sie im Hinterkopf behalten sollten:

Verfolgen Sie einen personalisierten Ansatz: Dieser Speiseplan bietet eine Grundlage, aber die Personalisierung ist der Schlüssel. Konsultieren Sie Ihren Arzt oder einen registrierten Ernährungsberater, um Ihre Ernährung an Ihre spezifischen Bedürfnisse und Vorlieben anzupassen.

Vielfalt zählt: Bleiben Sie nicht im Trott stecken! Entdecken Sie eine Welt gesunder und köstlicher Rezepte, damit Ihre Mahlzeiten spannend und Ihre Geschmacksknospen zufrieden sind.

Konzentrieren Sie sich auf nachhaltige Gewohnheiten: Crash-Diäten und schnelle Lösungen sind vergänglich. Streben Sie nach langfristigen, nachhaltigen Veränderungen, die Sie in Ihr tägliches Leben integrieren können, um dauerhafte Ergebnisse zu erzielen.

Feiern Sie Ihre Erfolge: Erkennen Sie Ihre Fortschritte an, egal wie klein sie sind. Feiern Sie die gesunden Entscheidungen, die Sie treffen, und den Weg zu einem gesünderen Menschen.

Mit diesem Wissen und diesen köstlichen Rezepten sind Sie auf dem besten Weg, Ihren Diabetes in den Griff zu bekommen und eine optimale Gesundheit zu erreichen. Denken Sie daran, dass ein gesunder und ausgewogener Lebensstil der Schlüssel zu einem Leben voller Vitalität und Wohlbefinden ist. Werden Sie also in der Küche kreativ, übernehmen Sie gesunde Gewohnheiten und genießen Sie die köstliche Reise zu einem gesünderen Ich!

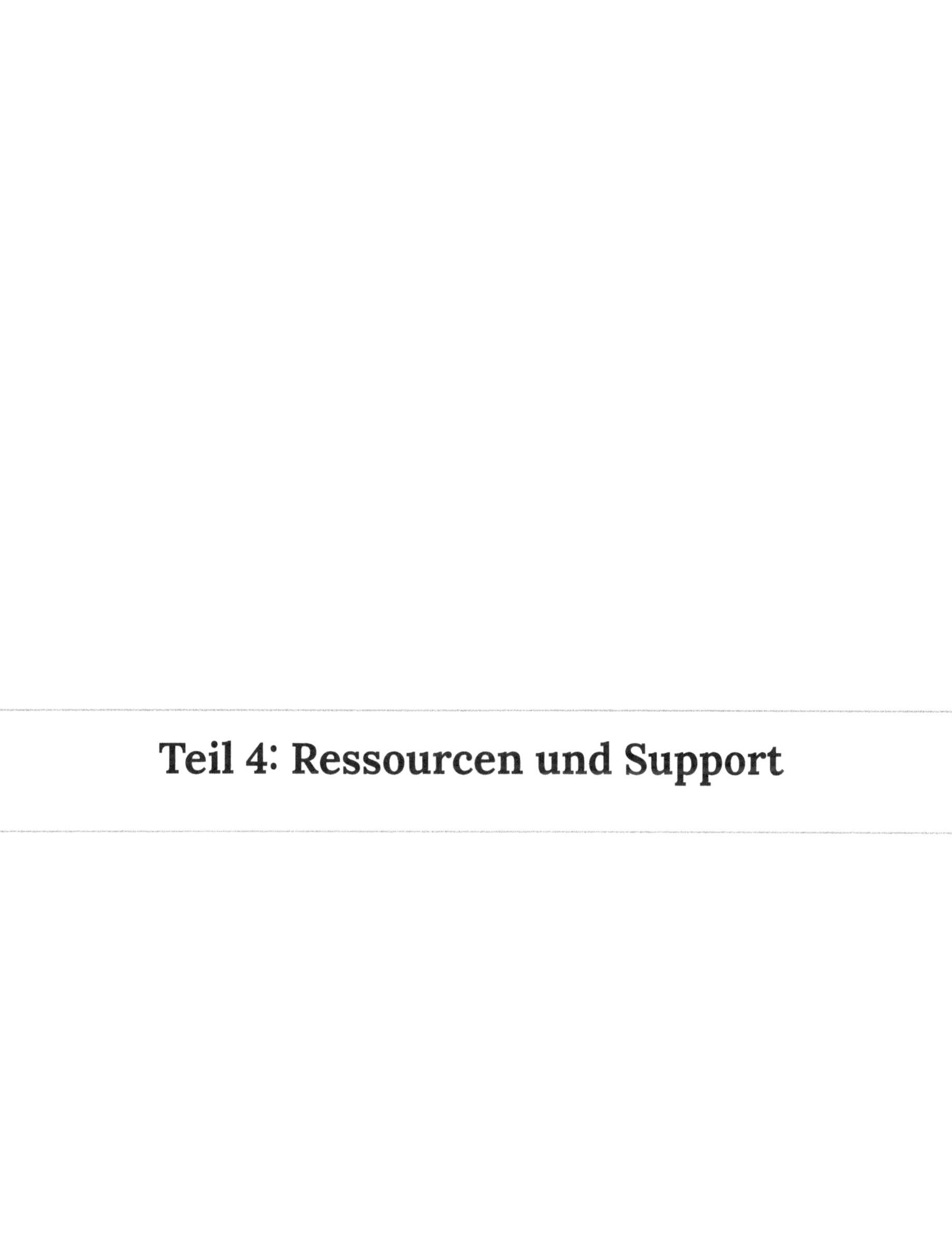

Teil 4: Ressourcen und Support

30-Tage-Diabetes-freundlicher Ernährungsplan

Dieser Speiseplan enthält Rezepte aus unserer Diskussion und konzentriert sich auf eine Vielzahl köstlicher und nahrhafter Optionen, die reich an Kalzium und Vitamin D sind, um die Knochengesundheit und das Diabetes-Management zu unterstützen. Denken Sie daran, dass die Portionsgrößen entscheidend sind. Passen Sie sie daher an Ihre individuellen Bedürfnisse an und konsultieren Sie Ihren Arzt für eine individuelle Ernährungsberatung.

Tag 1:

Frühstück: Sunshine Citrus Smoothie Bowl (Vitamin D und Kalzium)

Mittagessen: Florentiner Eier mit geräuchertem Lachs (Vitamin D und Kalzium)

Abendessen: Cremige Tomatennudeln mit Ricotta und Spinat (Vitamin D und Kalzium)

Nachtisch: Frozen Yogurt Bark mit Beeren und Nüssen (Vitamin D und Kalzium (angereicherter Joghurt))

Tag 2:

Frühstück: Griechischer Joghurt mit Beeren und Chiasamen (Kalzium)

Mittagessen: Kichererbsen-Grünkohl-Buddha-Bowl mit einem Tahini-Spritzer (Kalzium und Vitamin D (Pilze))

Abendessen: Gebackener Kabeljau mit Zitronen-Kräuterkruste und geröstetem Spargel (Vitamin D und Kalzium)

Dessert: Bratäpfel mit cremiger Nussbutterfüllung (Kalzium & Vitamin D (angereicherte Milch))

Tag 3:

Frühstück: Vollkorntoast mit Rührei und Avocado (Kalzium)

Mittagessen: Gegrillter Hühnersalat mit einer leichten Vinaigrette (Protein und Kalzium)

Abendessen: Lachs-Caesar-Salat mit cremigem Avocado-Dressing (Vitamin D und Kalzium)

Dessert: Hüttenkäse mit Pfirsichscheiben (Kalzium)

Tag 4:

Frühstück: Haferflocken mit Mandelblättchen und Beeren (Ballaststoffe und Kalzium)

Mittagessen: Linsensuppe mit Vollkornbrot (Ballaststoffe & Kalzium)

Abendessen: Puten-Chili mit Kidneybohnen und Mais (Protein und Ballaststoffe)

Dessert: Birne mit einem Stück dunkler Schokolade (Ballaststoffe und Antioxidantien)

Tag 5:

Frühstück: Vollkornpfannkuchen mit Joghurt-Topping und Beeren (Ballaststoffe & Kalzium)

Mittagessen: Übrig gebliebene cremige Tomatennudeln mit Ricotta und Spinat

Abendessen: Gebratenes Hühnchen mit Brokkoli und braunem Reis (Protein und Ballaststoffe)

Nachtisch: Eine Handvoll gemischte Nüsse (gesunde Fette)

Tag 6:

Frühstück: Smoothie aus Spinat, Banane und Proteinpulver (Vitamine und Proteine)

Mittagessen: Thunfischsalat-Sandwich auf Vollkornbrot mit Salat und Tomate (Protein und Ballaststoffe)

Abendessen: Gebackener Lachs mit gerösteten Süßkartoffeln und grünen Bohnen (Vitamin D und Ballaststoffe)

Dessert: Griechischer Joghurt mit einem Schuss Honig (Kalzium)

Tag 7:

Frühstück: Eggs Benedict mit englischem Vollkornmuffin (Protein und Kalzium)

Mittagessen: Chicken Caesar Wrap mit Beilagensalat (Protein und Ballaststoffe)

Abendessen: Vegetarisches Chili mit schwarzen Bohnen und Quinoa (Ballaststoffe und Eiweiß)

Dessert: Zuckerfreier Wackelpudding mit Beeren (zuckerarme Leckerei)

Tag 8 (Wiederholen Sie ein Lieblingsessen der Vorwoche):

Wählen Sie ein Frühstücks-, Mittag-, Abendessen- oder Dessertrezept, das Ihnen gefallen hat, und wiederholen Sie es.

Tag 9:

Frühstück: Chia-Samen-Pudding mit Beeren und Nüssen (Ballaststoffe & Kalzium)

Mittagessen: Black Bean Burger auf Vollkornbrötchen mit Beilagensalat (Eiweiß und Ballaststoffe)

Abendessen: Hühnchen-Fajitas mit Vollkorn-Tortillas, Paprika und Zwiebeln (Protein und Ballaststoffe)

Nachtisch: Kleine Schüssel mit luftgepopptem Popcorn (Ballaststoffe)

Tag 10:

Frühstück: Vollkorntoast mit Putenscheiben und Avocado (Eiweiß und gesunde Fette)

Mittagessen: Übrig gebliebenes gebratenes Hähnchen mit Brokkoli und braunem Reis

Abendessen: Garnelen-Scampi mit Vollkornnudeln (Eiweiß und Kalzium)

Dessert: Apfelscheiben mit einer Prise Zimt (Ballaststoffe)

Tag 11:

Frühstück: Rührei mit Spinat und Vollkorntoast (Eiweiß und Ballaststoffe)

Mittagessen: Veggie Wrap mit Hummus und einer Beilage Karottenstifte (Ballaststoffe und Eiweiß)

Abendessen: Vegetarische Lasagne mit Vollkornnudeln (Ballaststoffe & Eiweiß)

Nachtisch: Kleine Tasse Beeren (Vitamine und Ballaststoffe)

Tag 12 (Wiederholen Sie ein Lieblingsessen der Vorwoche):

Wählen Sie ein Frühstücks-, Mittag-, Abendessen- oder Dessertrezept, das Ihnen gefallen hat, und wiederholen Sie es.

Tag 13:

Frühstück: Protein-Pfannkuchen mit Beeren und einem Schuss Ahornsirup (Protein und Ballaststoffe)

Mittagessen: Übrig gebliebene vegetarische Lasagne

Abendessen: Tofu-Rührei mit Gemüse und Vollkorntoast (Eiweiß und Ballaststoffe)

Dessert: Zuckerfreier Joghurt mit einer Prise Müsli (Kalzium und Ballaststoffe)

Tag 14:

Frühstück: Overnight Oats mit Beeren und Chiasamen (Ballaststoffe & Kalzium)

Mittagessen: Hähnchenbrustsalat mit leichter Vinaigrette und Vollkorncrackern (Eiweiß und Ballaststoffe)

Abendessen: Gebackener Tilapia mit Zitrone und Kräutern, geröstetes Gemüse (Vitamin D und Ballaststoffe)

Dessert: Eine Handvoll mit dunkler Schokolade überzogene Mandeln (gesunde Fette und Antioxidantien)

Tag 15:

Frühstück: Vollkornwaffeln mit griechischem Joghurt und Beeren (Ballaststoffe und Kalzium)

Mittagessen: Restliches Tofu-Rührei mit Gemüse und Vollkorntoast

Abendessen: Linsen-Bolognese mit Vollkornnudeln (Eiweiß und Ballaststoffe)

Nachtisch: Kleine Schüssel gefrorener Joghurt (Kalzium)

Tag 16 (Wiederholen Sie ein Lieblingsessen der Vorwoche):

Wählen Sie ein Frühstücks-, Mittag-, Abendessen- oder Dessertrezept, das Ihnen gefallen hat, und wiederholen Sie es.

Tag 17:

Frühstück: Smoothie aus griechischem Joghurt, Banane und Spinat (Protein und Vitamine)

Mittagessen: Truthahn-Avocado-Wrap mit Beilagensalat (Eiweiß und gesunde Fette)

Abendessen: Hühnercurry mit braunem Reis (Protein und Ballaststoffe)

Dessert: Zuckerfreie Bratäpfel mit einer Prise Zimt (Ballaststoffe)

Tag 18:

Frühstück: Rührei mit Käse und Vollkorntoast (Eiweiß und Kalzium)

Mittagessen: Restliche Linsen-Bolognese mit Vollkornnudeln

Abendessen: Gebackener Lachs mit geröstetem Rosenkohl und Quinoa (Vitamin D und Ballaststoffe)

Dessert: Kleine Tasse Beeren mit einem Klecks Schlagsahne (Vitamine & Kalzium)

Tag 19:

Frühstück: Vollkorntoast mit Nussbutter und Bananenscheiben (Eiweiß und gesunde Fette)

Mittagessen: Hühnersalat-Sandwich auf Vollkornbrot mit Salat und Tomate (Eiweiß und Ballaststoffe)

Abendessen: Vegetarisches Chili mit Kidneybohnen und braunem Reis (Ballaststoffe und Eiweiß)

Nachtisch: Kleine Schüssel luftgepopptes Popcorn mit einer Prise Parmesankäse (Ballaststoffe und Kalzium)

Tag 20 (Wiederholen Sie ein Lieblingsessen der Vorwoche):

Wählen Sie ein Frühstücks-, Mittag-, Abendessen- oder Dessertrezept, das Ihnen gefallen hat, und wiederholen Sie es.

Tag 21:

Frühstück: Haferflocken mit gehackten Nüssen und einem Schuss Honig (Ballaststoffe und gesunde Fette)

Mittagessen: Thunfischsalat mit gemischtem Gemüse und einer Beilage Obst (Eiweiß und Ballaststoffe)

Abendessen: Garnelen-Fajitas mit Vollkorn-Tortillas, Paprika und Zwiebeln (Eiweiß und Ballaststoffe)

Dessert: Griechischer Joghurt mit einer Prise Müsli und Beeren (Kalzium und Ballaststoffe)

Tag 22:

Frühstück: Vollkornpfannkuchen mit Joghurt-Topping und Beeren (Ballaststoffe und Kalzium)

Mittagessen: Übrig gebliebene Garnelen-Fajitas mit Vollkorn-Tortillas

Abendessen: Puten-Chili mit Kidneybohnen und Mais (Protein und Ballaststoffe)

Dessert: Birne mit einem Stück dunkler Schokolade (Ballaststoffe und Antioxidantien)

Tag 23:

Frühstück: Rührei mit Spinat und Tomaten, Vollkorntoast (Eiweiß und Ballaststoffe)

Mittagessen: Veggie Wrap mit Hummus und einer Beilage Babykarotten (Ballaststoffe und Eiweiß)

Abendessen: Gebackenes Hähnchen mit gerösteten Süßkartoffeln und grünen Bohnen (Eiweiß und Ballaststoffe)

Dessert: Zuckerfreier Wackelpudding mit Beeren (zuckerarme Leckerei)

Tag 24 (Wiederholen Sie ein Lieblingsessen der Vorwoche):

Wählen Sie ein Frühstücks-, Mittag-, Abendessen- oder Dessertrezept, das Ihnen gefallen hat, und wiederholen Sie es.

Notiz: Während des gesamten Plans können Sie Mahlzeiten, die Ihnen besonders gut schmecken, jederzeit wiederholen. Dies ist nur ein Beispiel und Sie können es an Ihre Vorlieben und Ernährungsbedürfnisse anpassen.

Tage 25-30:

Nutzen Sie die verbleibenden Tage, um neue Rezepte auszuprobieren oder Favoriten aus den vergangenen Wochen noch einmal aufzugreifen. Experimentieren Sie mit verschiedenen Zutaten und Geschmacksrichtungen, um Ihre Mahlzeiten spannend und genussvoll zu gestalten. Denken Sie daran: Konsistenz ist der Schlüssel. Konzentrieren Sie sich die meiste Zeit darauf, gesunde Entscheidungen zu treffen, und lassen Sie sich nicht durch gelegentliche Genüsse entmutigen.

Anhang A:

Glossar wichtiger Begriffe.

Knochendichte: Ein Maß für den Mineralstoffgehalt pro Knochenvolumeneinheit. Eine höhere Knochendichte weist auf stärkere Knochen und ein geringeres Frakturrisiko hin.

Blutzucker (Glukose): Die wichtigste Energiequelle für die Zellen Ihres Körpers. Der Blutzuckerspiegel wird durch das Hormon Insulin reguliert.

Kalzium: Ein Mineralstoff, der für den Aufbau und die Erhaltung starker Knochen und Zähne unerlässlich ist.

Chronische Krankheit: Ein langfristiger Gesundheitszustand, der über einen längeren Zeitraum anhält. Beispiele hierfür sind Diabetes, Herzerkrankungen und Osteoporose.

DXA-Scan (Dual-Energy X-ray Absorptiometry): Ein schmerzloser bildgebender Test zur Messung der Knochenmineraldichte.

Endokrinopathie: Eine Erkrankung des endokrinen Systems, zu dem auch Drüsen gehören, die Hormone produzieren. Diabetes ist ein Beispiel für eine Endokrinopathie.

Hoher Blutzuckerspiegel (Hyperglykämie): Ein Zustand, bei dem der Blutzuckerspiegel dauerhaft über dem Normalbereich liegt. Es ist ein Kennzeichen von Diabetes.

Hormon: Ein chemischer Botenstoff, der von Drüsen im endokrinen System produziert wird und über den Blutkreislauf zu Organen wandert und verschiedene Körperfunktionen reguliert. Insulin ist ein Beispiel für ein Hormon.

Entzündung: Die natürliche Reaktion des Körpers auf eine Verletzung oder Infektion. Chronische, geringfügige Entzündungen können zu verschiedenen Gesundheitsproblemen führen.

Insulin: Ein von der Bauchspeicheldrüse produziertes Hormon, das dabei hilft, den Blutzuckerspiegel zu regulieren, indem es den Zellen ermöglicht, Glukose aus dem Blutkreislauf zur Energiegewinnung aufzunehmen.

Insulinresistenz: Ein Zustand, bei dem Zellen weniger auf die Wirkung von Insulin reagieren, was zu einem hohen Blutzuckerspiegel führt.

Stoffwechsel: Der Prozess des Körpers, Nahrung in Energie umzuwandeln.

Stoffwechselgleichgewicht: Ein Zustand, in dem der Körper die Energie aus der Nahrung effizient nutzt, um seine Funktionen aufrechtzuerhalten.

Muskelmasse: Die Menge an Muskelgewebe im Körper. Muskelgewebe spielt eine entscheidende Rolle im Stoffwechsel und bei der Blutzuckerkontrolle.

Osteoporose: Eine Knochenerkrankung, die durch eine verminderte Knochendichte und ein erhöhtes Risiko für Knochenbrüche gekennzeichnet ist.

Osteoporose-Prävention: Strategien und Praktiken zur Erhaltung starker Knochen und zur Verringerung des Osteoporoserisikos.

Portionskontrolle: Die Praxis der Überwachung und Begrenzung der Nahrungsmenge, die Sie bei jeder Mahlzeit und jedem Snack zu sich nehmen.

Typ-1-Diabetes: Eine Autoimmunerkrankung, bei der der Körper insulinproduzierende Zellen in der Bauchspeicheldrüse angreift.

Typ-2-Diabetes: Eine chronische Erkrankung, bei der der Körper entweder nicht genügend Insulin produziert oder gegen dessen Wirkung resistent wird.

Vitamin D: Ein essentieller Nährstoff für die Kalziumaufnahme und die Knochengesundheit. Vitamin D kann durch Sonneneinstrahlung und Ernährung aufgenommen werden.

Viszerales Fett: Fett, das sich rund um die Organe in der Bauchhöhle ansammelt und mit erhöhten Gesundheitsrisiken verbunden ist.

Gewichtsmanagement: Strategien und Praktiken zur Erreichung und Aufrechterhaltung eines gesunden Körpergewichts.

Index: